通俗中医药丛书 第二辑

时辰养生

——一天之中的中医养生指南

何丽春 著

科学技术文献出版社
SCIENTIFIC AND TECHNICAL DOCUMENTATION PRESS

图书在版编目（CIP）数据

时辰养生：一天之中的中医养生指南／何丽春著．—北京：科学技术文献出版社，2012.4

（通俗中医药丛书．第二辑）

ISBN 978-7-5023-6958-3

Ⅰ.①时…　Ⅱ.①何…　Ⅲ.①养生（中医）　Ⅳ.①R212

中国版本图书馆 CIP 数据核字(2011)第 120261 号

时辰养生——一天之中的中医养生指南

策划编辑：樊雅莉　责任编辑：樊雅莉　责任校对：张吲哚　责任出版：王杰馨

出　版　者　科学技术文献出版社
地　　　址　北京市复兴路 15 号　邮编 100038
编　务　部　(010)58882938，58882087(传真)
发　行　部　(010)58882868，58882866(传真)
邮　购　部　(010)58882873
官方网址　http://www.stdp.com.cn
淘宝旗舰店　http://stbook.taobao.com
发　行　者　科学技术文献出版社发行　全国各地新华书店经销
印　刷　者　北京金其乐彩色印刷有限公司
版　　　次　2012 年 4 月第 1 版　2012 年 4 月第 1 次印刷
开　　　本　710×1050　1/16 开
字　　　数　123 千
印　　　张　9
书　　　号　ISBN 978-7-5023-6958-3
定　　　价　34.00 元

通俗中医药丛书第二辑
编委会

主　编　陈英华

副主编　郝宏伟　郑　洪　蓝韶清

编　委　严　晋　何丽春　张秋镇　林丽珠

贺振泉　姚丽芬　薛暖珠

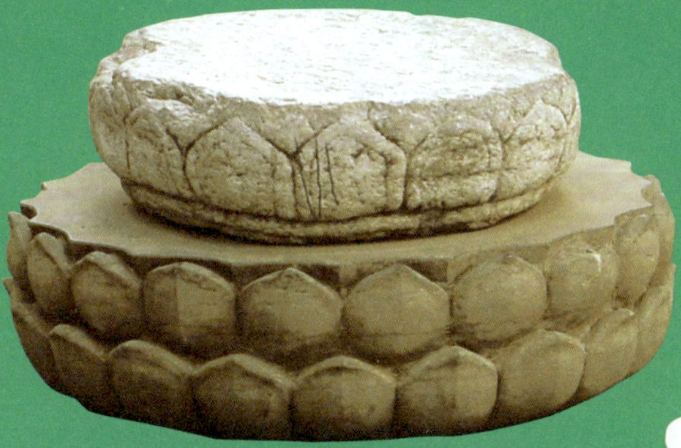

引言：养生其实很简单

近年来，随着社会发展和人们生活水平的不断提高，越来越多的人开始关注自己的身心健康，养生成为当今社会一个非常热门的话题。书店里，养生保健类书籍琳琅满目，不断有养生书荣登全国各地书市的畅销书排行榜；电视里，各种各样的养生保健类节目在播出，不断有能说会道的养生专家和伪专家们成为明星。当然，还有我们看不到的是，成千上万的人们在各自的生活中，遵照着各种各样的书籍和专家们的指点，虔诚地进行着各种各样的养生活动。这样的情景真可谓蔚为壮观。

总体来讲，这是一种好现象。追求健康长寿是每个人的权利和梦想，让所有人健康快乐也是建设和谐社会、小康社会的应有之意。人们对养生的关注也反映着国家的富强和社会的进步。但是，身处这一风潮中的人们又往往感到困扰，那就是琳琅满目的养生书籍和林林总总的养生理论，令人眼花缭乱、无可适从，特别是在中医养生方面。中医学的一个显著特点就是重视养生保健，并且有非常独特的理论和丰富的经验。正因为这样，讲述中医养生理论知识的书籍和专家又格外地多，而且观点五花八门。有主张食养的，有主张吃药的，有主张使用经络穴位的，有主张气功导引的，有号称找医生不如找自己的，有宣扬吃出来的病可以吃回去的……到底谁说的才真有道理，谁的才真正管用，一般老百姓真是一头雾水，莫衷一是。尤其是有些书籍和专家，也许是因为太有学问了，把中医养生描绘地神乎其神、玄而又玄，让老百姓看了听了只有敬畏的份。还有的是把中医养生的方法讲得很复杂，看起来很严谨，可真让老百姓按照他的方法去养生，就意味着生活新增加了许多繁琐的事情，很难严格施行，实在是增添压力和烦恼，反而与养生背道而驰。

时辰	子	丑	寅	卯	辰	巳	午	未	申	酉	戌	亥
时段	夜半	鸡鸣	平旦	日出	食时	隅中	日中	日昳	哺时	日入	黄昏	人定
北京时间	23—1	1—3	3—5	5—7	7—9	9—11	11—13	13—15	15—17	17—19	19—21	21—23

图1　古今时间对比表

时辰，是中国古代的计时方法。将一个昼夜分为十二个时间段，每个时间段称作一个时辰，分别用中国传统的地支名命名。时辰计时法和现在通行的小时计时法存在一一对应关系

其实，中医学的养生之道很深奥，也很简单。翻开中医学历史上的那些养生大家（诸如药王孙思邈等）的著述，看他们的养生主张，也无非是顺应自然、恬淡虚无，在日常生活中的衣食住行各方面加以注意而已，并无多么复杂的理论和玄乎的方法。“大道至简”，我想这才是中医养生学的

真面目。这也正是各位正在看的这本读物——《时辰养生》要达到的目的——用最浅显的文字，告诉大家最简单易行的中医养生方法。

时辰养生，顾名思义就是根据一天之中各个时间段的特点来养生。之所以选择这样一个角度来讲述中医养生理论和方法，是基于以下两方面考虑：

其一，顺应时间变化，特别是以日为周期的时间变化是中医养生最基本也是最重要的原则。

中医学主张“天人合一”，即认为人是天地宇宙的产物，人的生命规律同天地宇宙运行的规律是一致的。即所谓“人以天地之气生，四时之法成”（意为人凭借天地中的气而诞生，内在的生命活动根据四季变化的规律而运行）。那么，一个人如何才能健康长寿呢？最关键就是要遵守、顺应天地宇宙的规律来生活，即所谓“顺之者昌，逆之者亡”。所以，中医养生最基本、最核心的理念就在于一个“顺”字。

天地宇宙的变化，最基本的特征就是时间性。一年四季，寒来暑往，一日之中，昼夜昏晨，随着时间的推移，我们周围的世界会发生周期性的变化。要达到养生的目的，就要顺应时间规律，安排好衣食住行等日常活动。

当然，时间的变化并不只是时钟的摆动那么简单，中医学的高妙之处就在于发现了，随着时间的行进，身体内的阴阳气血也会发生相应的变化。这种变化主要体现在两个方面：一方面，随着时间的变化，人体的阴气和阳气会发生此消彼长的运动变化规律。白天阳气盛，夜晚阴气盛。这就是中医学的“阴阳气化”学说。另一方面，随着时间的变化，人体各个脏器和经络的

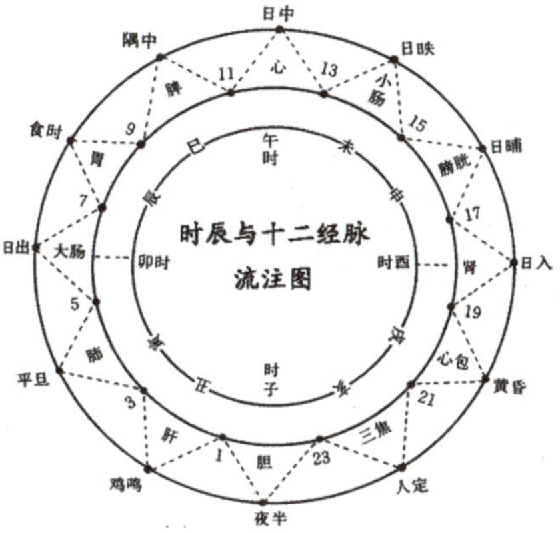

图 2　子午流注原理示意图

子午流注是中医学的一种理论。子午是指时辰，流是流动，注是灌注。子午流注理论是把一天 24 小时分为 12 个时辰，对应十二地支，与人体十二脏腑的气血运行及腧穴的开合进行结合，认为在一日十二时辰之中人体气血首尾相衔的循环流注，不同的脏腑和腧穴会在不同的时辰盛衰和开合。子午流注理论运用于医学临床，就是根据不同的时间对不同的病人予以治疗，从而更加准确、有效地调理脏腑气血阴阳，以达到治疗疾病的目的。运用于养生就是要在不同的时辰调节锻炼不同的脏腑，从而达到增强体质、增进健康的目的

功能也会出现依次此消彼长的变化，某个时间段某一脏器和经络功能旺盛；而到另一个时间段，则是另一个脏器和经络功能较旺盛，这就是中医学的“子午流注”理论。中医学认为养生要顺应时间规律，最主要就是顺应这两种规律。

我们发现这两种规律都是以一日（即一个昼夜）为周期的，当然中医学主张顺应时间还不止是要顺应日周期，还包括要顺应月周期、年周期和一生的周期，但相对而言，一月、一年也好，一生也好，都是由一天一天累计而成的，因而相对而言，日周期更为基础也更为重要。

其二，现代人的日常活动，主要是以日为周期安排的，顺应日规律的养生活动更容易同现代人的生活实际密切结合。

经过无数代人的生活实践，现代人也早已习惯了日子要一天一天地过。对于大多数人来说，日常生活中最重要的内容也大都是安排在每天的日程中进行的，如早晨起床、洗脸刷牙、锻炼身体，上午工作学习，中午午餐、午休，下午继续工作学习，晚上晚餐、娱乐、家人团聚、洗澡睡觉。这些内容构成了现代人最基本的日常活动节律。养生活动必须和这些活动紧密结合才能更有效地融入现代人的生活，真正发挥作用。如果像某些书籍或某些人主张的那样，让养生活动成为日常生活内容之外的另外一项内容，那不仅是额外增加了人们的生活负担，而且也很难为大多数人所接受。

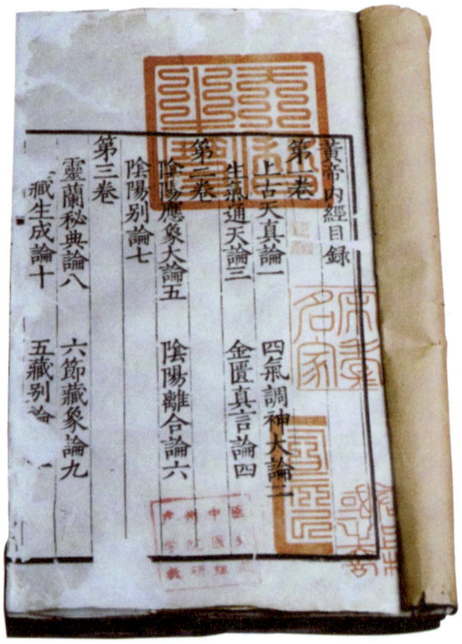

图 3 《黄帝内经·素问》书影

《黄帝内经》是中国传统医学四大经典著作之一，是我国现存成书最早的一部医学典籍。该书以黄帝和岐伯二人对话的形式，讨论了关于人与自然的关系以及人的生理、病理、疾病诊断、治疗等内容。中医学最基本的思想和理论基础皆源于此书，中医养生学的基本思想也源于此书

更何况，就像前文讲到的那样，其实中医学的养生思想，一个最主要的特征，正是主张人们要合理生活，即按照自然规律来安排好日常的起居生活和学习、工作，而并不是要人们额外地再从事一种叫做“养生”的活动。从这个意义讲，中医学主张，

养生就是合理生活，合理生活就是养生，养生本来就和人们的日常生活是一回事，是相互融合的。因此，如果中医养生离开了日常生活内容，本身就是“非中医”或“反中医”的。

正是基于以上两方面的原因，我们选择以一天为周期，结合一天之内人们的日常生活习惯，来解释中医学的养生理论，告诉人们一些最基本的养生方法。我们认为这样的做法是最符合中医养生理论理念的，也是最切合现代人的生活实际的。因此，大家不妨就把本书当作“一天之中的生活指南”来看。

也许当你读完本书后会惊讶地问：“养生难道真的就这么简单？”我们的回答是：“是的，养生真的就这么简单！”任何把养生说得非常复杂的理论观点，都在有意无意地“忽悠”你，真理其实永远都是最简单的。因此，建议大家把这本书认真地阅读一遍，你一定会从中受益。而且希望你不要因其浅显而怀疑它的科学性，而是要相信，只要你按照中医学所发现的生命真理，对自己的日常生活做一些简单的改变，就能让自己变得更加健康，幸福增加，寿命延长。

日子是一天一天过的，身体也是一天一天维护的。只要过好每一天，健康和幸福就会在生命中逐步展现。

你看，养生就是这么简单。

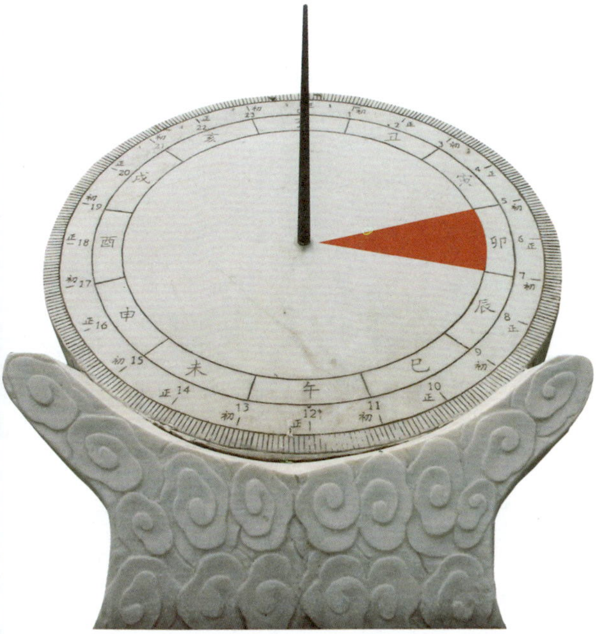

1 卯时：让阳气复苏

卯时是上午 5:00 至 7:00。

此时，大自然阴阳运动的状态是阳的力量开始超过阴的力量，于是，太阳跃出地平线，大地开始恢复光明。从人体阴阳气血的角度讲，人的阳气经过一夜的潜伏，此时，又开始重新探出头来，阳气向上向外增长运动。此时，人体最大的变化就是从睡眠中清醒过来。

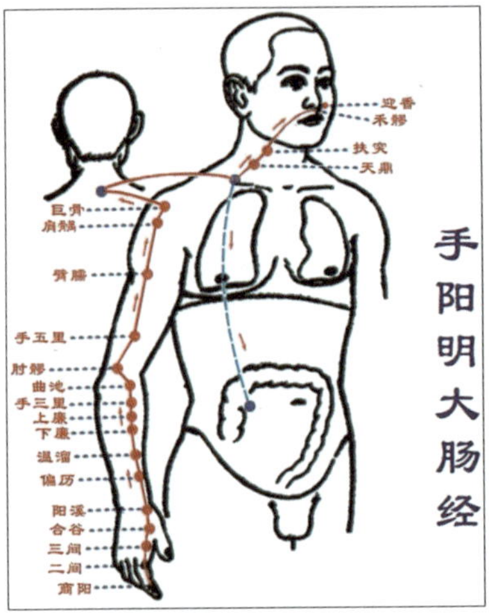

图 4　手阳明大肠经

从子午流注的角度讲，此时大肠经值班，人体气血运行在大肠经活动最活跃，有利于排泄。卯时养生的重点，就是所有活动都应顺从这一时刻的状态，关键是处理好起床、排泄、洗漱、晨练几件事。

起床

人之所以会从睡眠状态清醒过来，从中医的角度讲，是因为阳气的恢复。阳气是人生命活动的根本动力。夜里，阳气潜伏在人体的内部，所以人才会睡着，一切活动停止了，连意识也基本停止了。而从卯时开始，阳气从人体内部流向外部，就像藏在洞里的动物又重新走出洞口，此时人体首要的变化就是从睡梦中清醒过来，意识恢复。

但是，就像埋在土壤中的种子开始生长时，刚冒出来的芽是非常柔弱的，人体刚刚恢复的阳气，也是非常柔弱的，它从人体的内部一点点、一点点地流出，慢慢地越流越多，越积越充沛。因此，此时的活动一定要注意一个“慢”字，不能太快。也就是说要慢慢地醒、慢慢地起床。切忌“快”，醒得太快，起床太快，会极大地扰乱人体的气血运行状态，对身体健康是大大不利的。

那么，具体地说，应该如何起床呢？我们推荐的办法是：五步起床法。

五步起床法

第一步：赖床，调息

即醒后不马上起床，而要“赖床”三到五分钟。此时不要一下睁开眼睛，而是先做五个深呼吸。深深地吸气，感觉气从鼻孔进来，深深地进入小腹；深深地呼气，感觉气全部从小腹出来，并从鼻孔中呼出，一点都不剩。深呼吸的作用，是使脏腑也从沉睡中清醒过来，让它们做个“热身”，逐渐适应清醒的状态。

此时，要努力让自己的意识变得越来越清醒。你可以让自己的意念全神贯注地感受自己的身体随着呼吸发生了怎样的变化：感觉腹部起伏的状态，感觉气从身体中进出时的微妙变化等等。你也可以再回忆一遍夜里做过的梦。大部分的梦，如果你不在一醒来的时候专门有意识地去再回忆一遍，很快就会被忘掉。当然，忘掉也没什么大不了的，不会影响你的健康和生活。但是，从心理学的角度讲，梦一般反映的是一个人潜意识的动机，如果你能经常有意识地觉察、分析自己的梦境，对于更深刻地了解自己的内心世界是很有帮助的。另外，回忆自己的梦境，也是一个让自己的意识恢复清醒的“心理体操”。

第二步：睁眼，揉腹

当你感觉到头脑已基本清醒，呼吸也基本恢复到清醒时的状态，即变得更深更快时，你就可以睁开眼睛，转转眼珠打量一下自己周围的环境，让自己更加适应一下清醒状态。此时也不要急着起床，而是身体平躺，两手交叠，放在自己的小腹上，稍为用点力气，围绕肚脐，顺时针方向划圈，按摩腹部两分钟。这样做非常有用。因为，卯时是大肠经当值，按摩腹部就是帮助大肠运动，一方面让大肠经的气血运行更加活跃，另一方面可以促使大肠蠕动加快，帮助排泄。

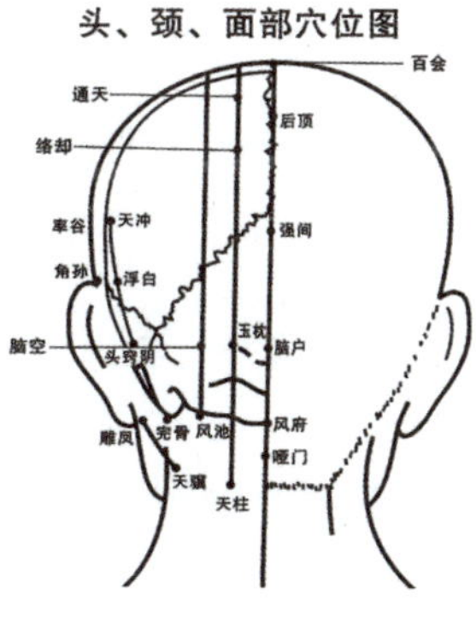

图5　头部穴位图

人体的所有阳经都要经过头部，中医有“头为诸阳之会”的说法，头部的穴位非常多。早晨自我按摩头部，对于振奋阳气、疏通经络很有作用

第三步：坐起，“梳头”

慢慢坐起来，切记动作不要太猛太急。千万不要小看这个坐起的动作。人躺在床上的时候，全身的血液处于同一个水平面，全身血管中的压力是基本一样的，而且因为睡眠，全身血管也都处于松弛状态，没有做好应急的准备。如果此时你突然坐起，动作太快太猛，头部的位置一下子提高，就像你端着一杯水突然从桌面一下子快速拿起，一般会有两种结果，一种是由于惯性，血

液一下子跟不上头部的升高，就会导致脑部缺血，发生头晕，甚至晕厥不省人事；另一种是，头部血管为了适应这种状态，会突然收缩，再加上血液随着头部的运动快速跟着往上运动，一下子导致脑部血管压力增大，轻则导致头痛不适，重则血管破裂，引起脑出血。很多有高血压、脑血管硬化的病人，突发脑出血的时候都在早晨，究其原因，都是由于坐起太快造成的。从中医学的角度讲，根本原因也正是在于，此时人体阳气刚刚恢复，运行速度较慢，而你却要强行努责，要强行加快阳气的运行速度，就像在植物刚刚发芽的时候你就想让它快快长成大树而去拔苗助长，一个火苗刚刚燃烧起来的时候你就想让它烧成大火而使劲吹风，结果只能是苗断火熄，阳气也会突然离绝，失去约束，成为妄动的“风”，所以，中医称脑出血为“中风”。

坐起后，不要马上站起，而是要继续保持坐姿一两分钟。此时，要做的是“梳头”。当然不是真的梳头，而用手指头来梳。两手十指弯曲成爪状，指腹压在头发上，从前往后滑动。这个动作看起来像梳理头发，其实也并不是梳理头发，而是按摩头皮，因此，关键是要让头皮感觉到来自指尖的压力。这样梳理二三十遍，觉得头皮逐渐有热感时停止。“梳头”的目的是在于促进头部的经络运行。头顶是“诸阳之会”，人体所有的阳经都要经过头顶。卯时人体阳气复苏，最早是从人体内部开始，经过前两个步骤的深呼吸和腹部按摩，我们帮助体内阳气的复苏，此时就要通过“梳头”来帮助体表阳气的复苏。

另外，在“梳头”的同时，另外两个部位也不用闲着：一个是嘴，一个是肛。嘴可以做“叩齿”，即舌头上翘，微顶上颚，然后上下牙齿一下一下地轻轻叩打。叩齿的作用在于锻炼牙齿和活动面部肌肉，同时也刺激唾液分泌，让脾胃的阳气恢复。肛可以做“提肛”，就是用力使肛门收缩，使其向上提起，是提起、放下，再提起、再放下，一下一下地进行。“提肛”的作用同样在于顺应卯时的特点，促进大肠经的气血运行，加速排泄。

第四步：站立、心沐

梳头完毕后，就可以从床上下来，站起来了。切记，站起的时候动作也要慢。站起后，也不要急着走动，去做事。而要多站一会儿，这样做的目的，也是为了让身体适应一下由横变直后的状态，让身体自己调整一下内部气血的运行状态。

当然，站立的时候也不是傻站着不动，可以就地伸伸懒腰，打个哈欠。更重要的是要做做“心沐”。

所谓“心沐”，顾名思义，就是给心理洗个澡。卯时阳气复苏，全身上下各个部分，开始逐渐动起来，为进入白天的运动状态做好了准备。但是，光有身体的准备是不够的，精神也要做好准备。睡了一晚，精神松散，醒来后，也要把精神状态调理一下，让心理状态和身体的状态相适应。那么，如何进行心沐呢？其实也很简单，就是有意识地让自己的心情变得快乐、兴奋起来。你可以喊几声、笑几声，也可以在心里想一些快乐的事，或者在心里默念“新的一天开始了，真是太好了”、“我今天一定好开心快乐”、“精彩的一天又开始了”、“感谢生命，我又迎来了充满希望的一天”等句子。方法可以因人而异，总之，想方设法让自己兴奋快乐。

第五步：行走、饮水

当你觉得自己的意识已经很清醒了，精神振作起来了，心情也变得愉快了，你就可以迈开脚步，行走了。行走意味着一天生活的正式开始。此时，你就可以处理生活事务了，你可以走动着做很多事，如穿衣服、整理床铺、拉开窗帘等等。但是，从养生的角度，我们建议你一定不要忘了做一件非常重要的事，那就是饮水。起床后马上去倒一杯开水（根据气温和个人习惯，凉水或温水均可）。因为经过一整夜，人体的水分丢失很多，要及时将水分补足。另一方面，卯时大肠经当值，大肠气血运行活跃，喝一杯水，可以稀释血黏度，促进肠道蠕动和排泄，排除体内聚积的毒素，以起到清洗胃肠道和整个身体内环境的作用，也就像给整个内脏洗个澡，对身体健康是非常有帮助的。

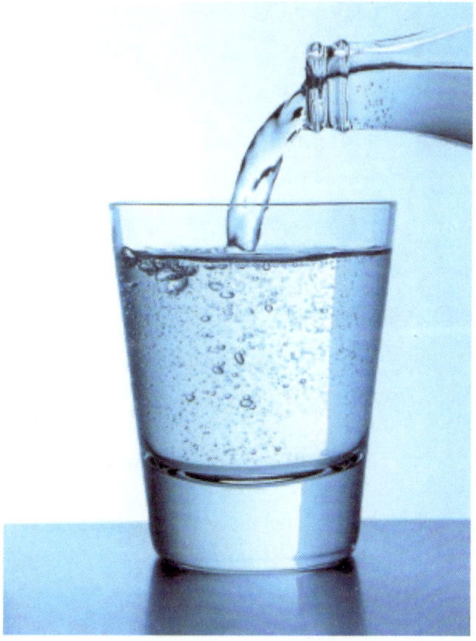

图 6　水看似平常，却是健康最不可缺少的东西。从养生起见，要养成定时、计量补充水分的习惯

排泄

起床后，即开始日常生活的第一个重要任务——排泄。

从中医学的角度看，卯时是排泄的最佳时机。因为卯时大肠经当值，大肠紧连肛门，是人体排泄的最主要器官。大肠这个器官和大肠经脉在卯时气血的运行是最活跃的。这个时间最适合排泄。

欲得长生，肠中常清

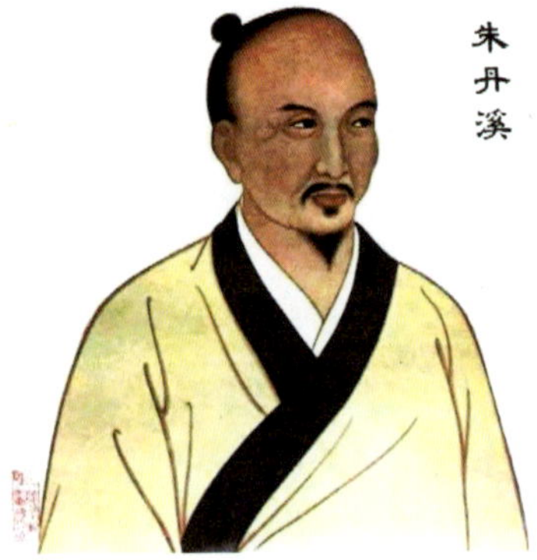

图 7　朱丹溪像

朱丹溪（1281——1358 年），名震亨，字彦修，义乌（今浙江义乌市）赤岸人。因其家居丹溪村，所以人们尊称他为“丹溪先生”或“丹溪翁”。朱丹溪倡导滋阴学说，创立丹溪学派，对中医学贡献卓著，后人将他和刘完素、张从正、李东垣一起，誉为“金元四大医家”

不要小看排泄，人体新陈代谢，有进有出，进重要，出同样重要。古代中医家和养生家大都很重视排泄。如汉代王充在其名著《论衡》中指出：“欲得长生，肠中常清，欲得不死，肠中无滓”，他把保持大肠通畅清净看成是延年益寿的关键。金元时代的医学家朱丹溪也说：“五味入口，即入于胃，留毒不散，积聚既久，致伤冲和，诸病生焉”。他把排泄不畅看成是导致各种疾病的重要原因。医学发现，如果大便长期不通畅，可引起浊气上扰、气血逆乱，脏腑功能失调，而导致头痛、牙痛、冠心病、高血压、肠癌等多种疾病。因此，养成良好的排泄习惯是养生的重要内容。

从养生的角度看排便，关键要注意以下几点：

1．定时排便。卯时是最佳的排泄时间，另外，晚上睡觉前也是个比较好的排泄时间。对于没有定时排便习惯的人，即使没有便意，也应在这两个时间段上一下厕所，久而久之，就会养成按时排便的习惯。

2．顺其自然。也就是要做到有便不强忍，排便不强挣。“强忍”、“强挣”都会损伤人体正气。忍便不解，会使粪便中的毒素被肠黏膜吸收入血液中，危害身体。强努排便，会使腹内压力升高，痔静脉充血，引起痔疮等疾病，对于高血压、动脉硬化等患者，则容易诱发中风病。

3．护理肛门。除注意肛门的卫生外，每天晚上睡觉前，最好用温水清洗一下肛门，或经常热水坐浴，保持肛门清洁和良好的血液循环。

4．便后调理。大便是向体外排泄代谢残渣的过程，同时也有一个作用，即引导人体内的气血向下运行。这虽然是一个正常的生理过程，但如处理不当，也会给健康带来不利影响。因此，在大便后要注意适当调节，使人体的气血运行恢复正常。最常用的方法是，在排便结束后，做 3 ~ 5 次提肛动作，促使气血运行向上、向内恢复。

在过饱或过饥时尤其要注意。饱食后，体内气血集中在中部（胃）运行，此时大便，气血会下行，中部气血减少，影响消化。因此，饱食后大便，便后应稍喝一些汤或饮料，以助胃气、利消化。而人在饥饿时，体内气血虚弱，此时大便、气血下行，人体上部的气血就会减少，就会感觉头晕、疲倦、身软，如果便后站起，一些人甚至会晕厥。因此，饥饿时大便，为防止便后气泄，最好采取坐位，而且便后要尽快进食。

5．食物通便。大便通畅与否，同食物关系密切。因此，为保持大便通畅，应注意饮食，食物宜多素少荤，多食蔬菜和谷类，多吃水果，多饮水。燕麦粥、香蕉、蜂蜜等通大便效果较好。此外，常运动、勤做腹部按摩对促进排便也很有好处。

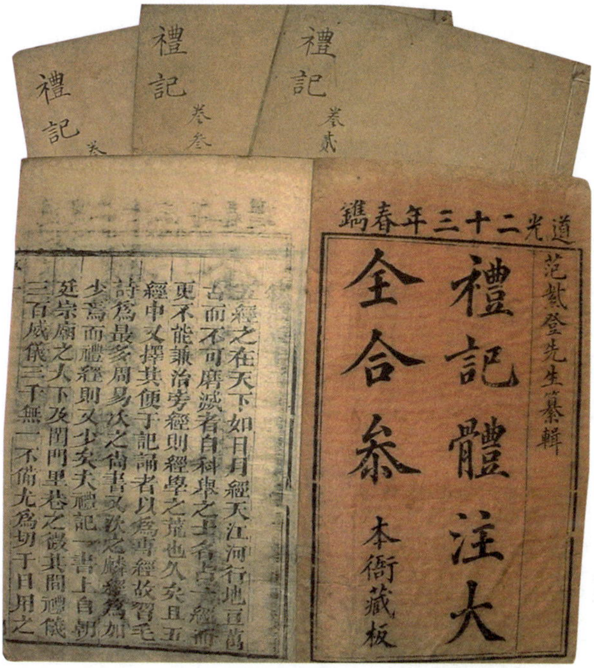

图 8 《礼记》书影

《礼记》是战国至秦汉年间儒家学者解释说明经书《仪礼》的文章选集，是一部儒家思想的资料汇编。内容主要是记载和论述先秦的礼制、礼仪，解释仪礼，记录孔子和弟子等的问答，记述修身做人的准则。内容包罗万象，集中体现了先秦儒家的政治、哲学和伦理思想，是研究先秦社会的重要资料

洗漱

早晨洗脸漱口是现代人的通用日常保洁方法。坚持洗脸、漱口可以保持颜面部和口腔的卫生，对于预防疾病有很好的作用。

描述西周时期国家制度礼仪规范的典籍《礼记》记载“鸡初鸣，咸盥漱”，意思是要人们在公鸡开始打鸣的时候（即凌晨），要起床洗脸漱口。这说明，至少在3000多年前，中国古人就已经注意到了早晨洗漱的重要性，并作为一种全民皆要养成的习惯予以强调。

面部推拿

如何进行洗漱呢？

若单从清洁的角度讲，古人洗脸的方法同现代人通用的方法并没有根本性的不同。但从中医养生的角度讲，不妨在充分清洁面部的基础上，增加使用一些特殊的面部保健方法。

（1）指摩面额。以一指禅推法推摩额部，按印堂—头维—太阳—鱼腰—攒竹—印堂的路线，往返推摩额头3～5遍。此法有行气活血，减少额部皱纹，预防皮肤衰老的作用。

（2）推眼眶。用双手拇指指侧，以一指禅法从攒竹向眉尾方向推摩，反复30次。此法具有明目护眼、缓解眼睑疲劳的作用。

（3）手掌摩面。双手掌相搓令掌心发热，然后用双手从下向上、从内向外轻轻摩拭面部，反复进行，以面部感觉微微发热为度。此法具有活血养颜、润泽皮肤、减少皱纹、防治衰老的作用。

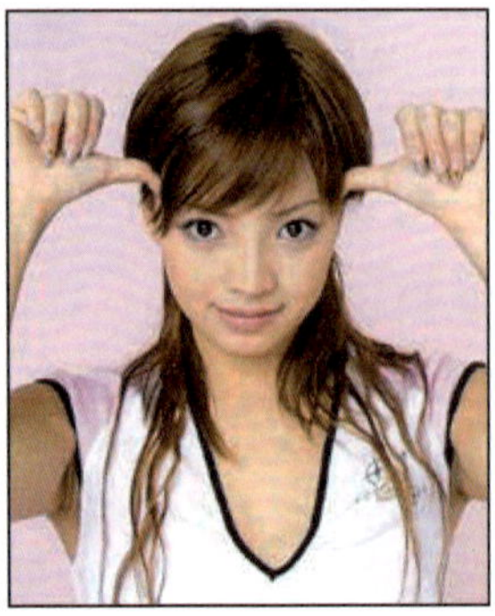

图9　点按太阳穴

（4）点按穴位。用大拇指或中指指腹按揉攒竹、阳白、太阳、四白、迎香、地仓、上星等穴，每穴半分钟。本法具有祛风清热、清利头目、通络止痛、减少皱纹、美容防衰的作用。用冷水洗脸可以防止感冒和减少感冒的次数，而且可以美容，使皮肤更光滑细腻。

以上4种方法可以在洗净面部后，依次进行；也可根据具体情况选择一种或几种进行。

中药浴面

即用中药煎汤或浸泡成的药水来洗脸。在此推荐 3 款常用的中药面浴汤方：

1. 荷叶汤

荷叶 30 克。将荷叶洗净水煎，待水变温后，洗浴面部，具有润肤功效。

2. 三花除皱液

桃花、荷花、芙蓉花各适量。将上述花朵（干鲜均可，鲜花更佳）洗净水煎，待水变温后，反复洗浴面部。此方可活血散瘀，润肤除皱，延缓皮肤衰老。

3. 玉容西施散

绿豆粉 60 克，白芷、白及、白蔹、白僵蚕、白附子、天花粉各 30 克，甘松、山柰、茅香各 15 克，零陵香、防风、藁本各 6 克，肥皂荚 2 锭。上述诸药共研为细末，每次洗面时取适量，用水调成糊状，涂于面部，并反复揉搓，最后用水冲洗干净。此方具有祛风润肤、通络香肌、洁面增白的作用。

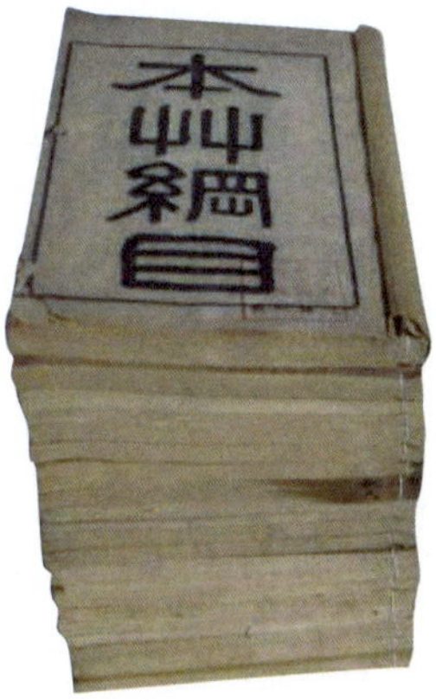

图 10 《本草纲目》书影

《本草纲目》，中药学著作，明代医家李时珍撰，共五十二卷，刊于 1590 年。全书共 190 多万字，载有药物 1892 种，收集医方 11096 个，插图 1160 幅，分为 16 部、60 类。本书是中医学史上最重要的一部药物学著作，也是一部具有世界性影响的博物学著作

咽津

咽津即吞咽唾液。中医又称唾液为金津、玉泉、肥液、华池神水等，认为唾液是人体之精，对于健康有非常重要的作用。明代医家李时珍在《本草纲目》中记载："故修养家咽津纳气，谓之清水灌灵根，人能终日不唾，则精气常流，颜色不槁；若久唾则损精气，成肺病，皮肤枯涸。故曰远唾不如近唾，近唾不如不唾。"因此，历代中医家和养生家都主张，不仅正常分泌的唾液不能唾掉，还要有目的地促进口腔分泌唾液，用唾液漱口，并将唾液吞入腹中。

咽津可以在早晨刚起床时进行，也可在早晨洗脸刷牙完毕后进行，笔者更倾向于后者。具体做法是：用舌头在口腔中上下左右、牙齿内外反复搅动，令口腔中唾液加快分泌，待口腔中唾液充满后，再鼓腮摇唇，用唾液漱口 36 下，然后将唾液咽下，意送丹田。

现代医学认为，唾液是一种消化酶，本身具有杀菌的作用，用唾液漱口可以清洁口腔、抑制口腔细菌。唾液的主要作用是助消化，还具有润滑食管、帮助食物下咽、中和缓冲、免疫、解毒敛疮、修复损伤、保健防衰等作用。吞咽唾液则有利于增进消化吸收功能和人体免疫功能，增强体质，对于健康是非常有益的。

晨练

现代很多人喜欢晨练。其实，中国古人也有晨练的习惯，主张“闻鸡起舞”。从中医养生的角度看，晨练的确是很好的办法。因为卯时是阳气复苏的时辰，此时做运动可以促进人体气血运行，帮助阳气进一步苏醒。习惯晨练的人都能体会到，经过晨练，一整天都能保持良好的状态，精力充沛，原因正在于此。而习惯睡懒觉的人却有相反的经验，早晨多睡并不有助于增加精力，相反更会使一整天精力不济，无精打采，究其原因，正是因为错过了卯时恢复阳气的时机，导致白天阳气不足。

晨练忌宜

晨练很好，但也不能盲目，要让晨练对健康的作用发挥到最好，一定要顺应卯时的特点和人体气血运行的规律，进行科学晨练。关键要注意以下几点：

1．睡眠一定要充足

中医学认为，睡眠的作用是补充精血、恢复阳气。阳气是人体生命活动的能量，白天，人们进行各种生命活动和社会活动，诸如工作、学习、人际交往、休闲娱乐等等，都要消耗阳气。阳气不是取之不尽用之不竭的，就像手机电池一样，用到一定时候需要重新充电。阳气用到一定时候，也需要重新补充。补充的方式就是睡眠。人睡着以后，身体并没有停止工作，而是在一刻不停地运化精血，生发阳气，为生命“充电”。高质量的睡眠，会使人浑身放松、消除疲劳，忘却烦恼，阳气得到很好的补充，第二天醒来觉得精力充沛。这种情况下去晨练，就会帮助气血运行，让阳气的运行达到最佳状态。

但是，如果睡眠不足，人体阳气的恢复就被打了折扣，即使醒来也会有疲惫感。

如果这种情况下去晨练，不仅起不到帮助阳气运行的作用，反而会加速阳气的消耗，让身体变得更加疲惫，对一整天的生活是不利的。因此，如果晚上睡眠不足，宁愿适当延迟醒来的时间，多睡一会儿，而不要急着去晨练。如果睡眠不足的情况还比较严重，甚至可以取消晨练。

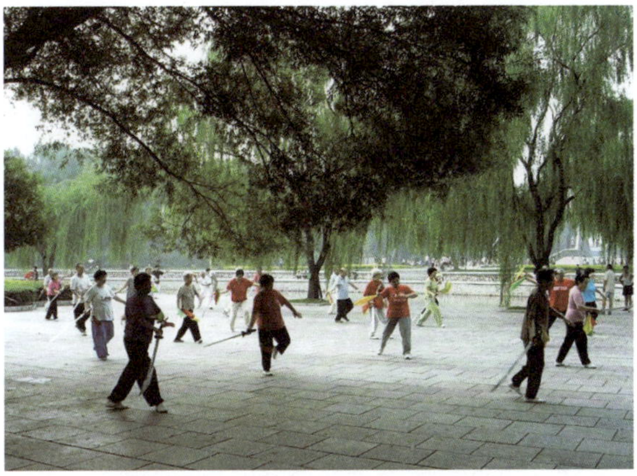

图 11　越来越多的人开始喜欢晨练

2．晨练宜轻

晨练的目的，是为了让刚刚复苏的阳气“动”起来，是一种“预热”。因此，适当的晨练是“活力之源”，是一天活动的首次启动，具有“开关效应”。适度晨练可使人全天充满活力、生机勃勃，并能增强幽默风趣感及艺术感染力，不易出现内分泌紊乱，并有减少焦虑、改善睡眠质量的作用。所以，晨练宜轻，微汗即止，也就是只要使阳气运行通畅，达到“预热”的目的即可。切忌剧烈运动。运动太剧烈会大量消耗阳气，让身体变得疲劳，人就没有精力去应付一整天其余时间的工作、学习和其他活动了。这样就既违背了晨练的初衷，对健康也是不利的。

那么，晨练的运动量多少才刚刚好呢？也没有确定不变的量，一个基本的原则是“因人而异，适可而止”。运动一般应由慢及快、由轻及重、由外到内，根据个人体质、情绪的好坏选择适宜的运动。

3．晨练不宜太早

有些人对晨练非常积极，天没亮就去运动了。这样做尽管精神可嘉，但从中医养生的角度来讲是不妥的。正如前述，在中医学看来，晨练的目的是使刚刚复苏的阳气进一步预热，从而为一整天的良好运行打下基础，而人体阳气是在卯时才开始复苏，因此，晨练一定不能在卯时之前。过早晨练违背自然和人体规律，对健康反而是有害的。还有的人因为过早晨练，晨练完还要再回去睡个“回笼觉”。这就更加不妥了，晨练的目的是为振奋阳气，回笼觉又把振奋起来的阳气搞疲软了，这不正违背了晨练的本意了吗？与其这样，干吗还要晨练呢？过早晨练还会使生物钟错乱，导致疲劳、早衰。

另外，自然环境一般也不适于过早晨练。太阳还没升起时，地面空气污染最重，而且此时氧气也少。日出后绿色植物开始光合作用，吸入二氧化碳吐出氧气，空气方能清新。

4．晨练要选择天气

晨练固然贵在坚持，但也没必要强求天天进行，“风雨无阻”。晨练的根本目的是养护生命，增进健康，而在一些特殊的天气情况下，晨练就会对身体产生不利影响，在这样的天气，就最好不要去晨练了。

雨雾天气不宜晨练。现在的“雾”与过去的“水雾”不同，由于污染严重，现在多为“污染雾”，细小的雾滴含有大量污染物质和致病菌，晨练时呼吸量增加，会吸入更多的污染物。严重者会发生呼吸困难、胸闷、心悸等。患有心脏病、脑血管病的人尤其不应外出晨练。

气温过低不宜晨练。冬季早晨若气温过低，或气温突降不宜晨练，尤其是老人、体弱者，体温调节能力差，受凉易生病，应注意御寒。

阴雨天忌在林中晨练。虽然阴天仍可进行晨练，但不宜在树林中练，因树木此时未受阳光照射仍吸氧吐碳，会使人二氧化碳中毒。同时，也不宜在马路边、工厂附近、人群密集处晨练，因此处污染严重有害健康。

此外，晨练还要注意以下几个方面。①装束要利索：晨练的装束应追求宽松、简洁而不杂乱，给人一种清新的感觉。②同练人要少：晨跑、练功等不宜人多，一般 2 ～ 3 人较适宜，以免分散注意力，或因讲话而吸入过多的冷空气。③切忌空腹晨练：不要在空腹或饱腹状态下晨练，可吃些食物，如面包、牛奶、鸡蛋及水果，吃至半饱后再到户外进行晨练。

晨练的最佳项目——八段锦

晨练项目很多，不同年龄的人可以选择不同的项目，老年人以低强度、安全为基本原则；青年人可以选择强度较高而且有趣的项目；中年人介于两者之间。

适合年轻人的晨练项目包括慢跑、跳绳、球类。其中慢跑通过对速度的控制，可以使运动强度控制在有氧心率范围内，最便宜、便捷，是人人都实用的运动。

跳绳对于心脏、骨骼健康非常有效。球类则有很强的趣味性。最适合老年晨练的运动，除了走路属于终身可以坚持的有氧运动外，当属舒缓绵长的传统养生运动，如太极拳剑、导引功、六字诀、五禽戏、功夫扇等等。

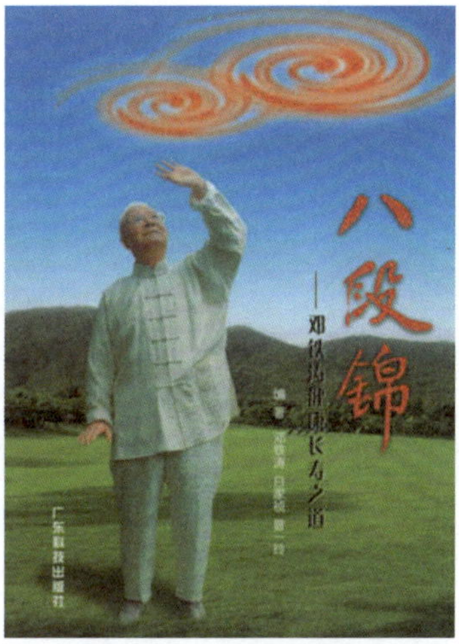

图 12-1　邓铁涛与八段锦

全国名老中医、“国医大师”邓铁涛教授是著名的八段锦整理者和练习者，他坚持每天练习八段锦，40 余年风雨无阻，是他健康长寿的重要秘诀。邓铁涛教授也为八段锦的普及做出了贡献。国家体育总局已确定八段锦为向全国推广普及的传统健身功法。有兴趣的读者可以根据有关音像资料或请教练指导来练习

不过，从中医养生的角度看，我们认为有一种锻炼方法是老少皆宜的。这种方法根据中医学的理论而制定，既能锻炼四肢，又能锻炼内脏，疏通经脉，运行气血，经过一千余年的实践证明，堪称中国传统养身保健的瑰宝。这种方式就是著名的八段锦。

八段锦由八个简单的动作组成，每一个动作有针对性地锻炼一个特定的脏腑。下面，简要介绍一下这八个动作。

1．两手托天理三焦

身体直立，两足平开，与肩同宽，含胸收腹，腰脊放松。正头平视，口齿轻闭，宁神调息，气沉丹田。两臂自身体两侧缓缓上举至头顶，两手手指交叉，翻掌掌心向上托天，尽量将身体向上拉升，同时两足跟离地（吸气）。随后，两手分开，手臂由身体两侧向外伸展划圆，轻松放下，自然垂于体侧，复原（呼气）。以上动作重复 6 ~ 8 次。

2．左右开弓似射雕

直立，右足向右横出一步，身体下蹲呈骑马蹲裆式（马步），双手虚握于两髋外侧，随后自然抬起，延胸前自然划弧提于与乳平高处。双手在胸前相遇后，左手手指呈剑指向左推出，臂与肩平，头随之左转，目视左手食指。左手伸出的同时，右手臂屈肘向外展，如拉弓状（吸气）。稍作停顿后，身体变直立，顺势将两手向下划弧收回胸前，并同时收回右脚，还原成自然直立（呼气）。此为左式，再向右做同样动作，为右式。以上动作练习 6 ~ 8 次。

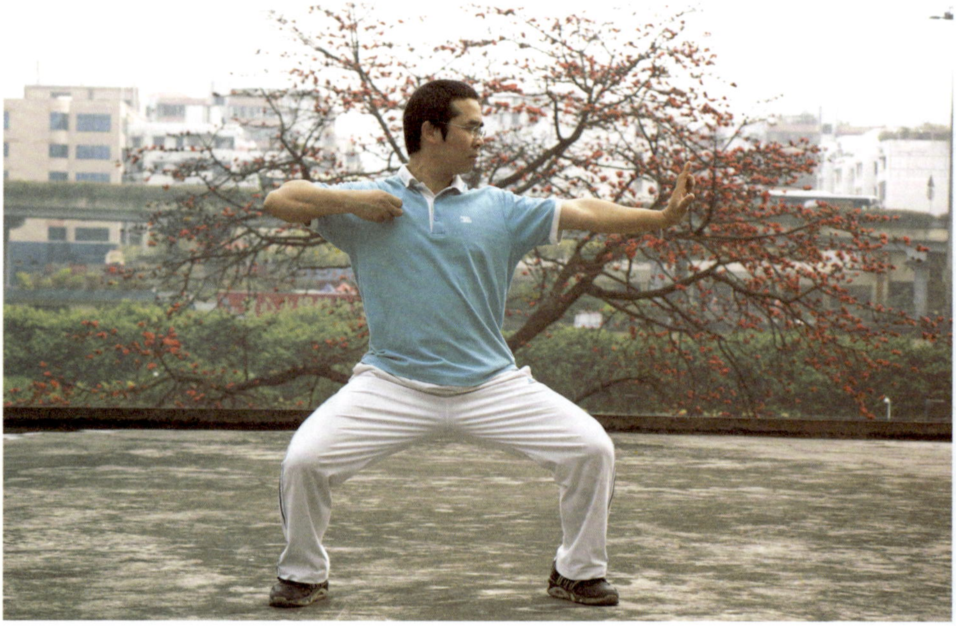

图 12-2　八段锦动作之二——左右开弓似射雕

3．调理脾胃须单举

自然站立，左手缓缓自体侧上举至头顶，翻掌心向上，五指并紧，指尖向右，使劲向左上方托举；同时右手下按，掌心向下，指尖向前（吸气）。稍停片刻后，两手原路返回，复原置于体侧（呼气）。此为左式，再向右做同样动作，为右式。以上动作练习 6 ~ 8 次。

4．五劳七伤往后瞧

自然站立，双手自然下垂。头慢慢左转，眼望左后方（吸气），稍停顿后，缓缓转正，复原（呼气）。此为左式，再向右做同样动作，为右式。以上动作练习 6 ~ 8 次。

5．摇头摆尾去心火

自然站立，双手自然下垂。两足分开约三脚掌宽度，屈膝呈骑马势。上体向正前下探出，两目平视，两手掌反按在大腿上，虎口朝向身躯，双肘外撑。以腰为轴，头及上体前俯，随即向左做弧形摆动，左臂弯曲，右臂撑直，头与左膝成一垂线，臀部向右下方撑劲，头向左后转，目视左后方（吸气），稍事停顿后，复原（呼气）。再向右做同样摆动。以上动作练习 6 ~ 8 次。

6．两手攀足固肾腰

自然站立，双手自然下垂。两臂平举自体侧缓缓抬起至头顶上方转掌心朝上，向上做托举状，身体尽量后仰。稍停顿，两腿绷直，以腰为轴，身体前俯，双手顺势攀足，稍作停顿，将身体缓缓直起，双手顺势落于体侧。本节采用自然呼吸。以上动作练习 6 ~ 8 次。

7．攒拳怒目增气力

直立，右足向右横出一步，身体下蹲呈骑马蹲裆式（马步），双手握拳，放在腰侧。左拳向正前方快速击出，顺势头稍向左转，两眼通过左拳凝视远方，右拳同时后拉，腰往右拧。随后，收回左拳，同时击出右拳，要领同前。以上动作练习 6 ~ 8 次。

8．背后七颠百病消

身体自然直立，两臂下垂，掌心紧贴大腿，两脚并拢，两膝保持伸直。随吸气，两足跟向上提起，离地 1 ~ 2 寸，同时头向上顶，稍停顿后，两脚跟突然放松，使身体下坠，突然着地，使整个身体有“震动感”，复原（呼气）。以上动作练习 6 ~ 8 次。

以上动作可按顺序全套练习，也可以打乱顺序，或者根据各自情况仅仅选择部分动作练习。可以在早晨练习，也可以在一天中的任何时候练习。无论男女老幼，坚持练习，均能“宣畅气血，展舒筋骸，有益无损”（《老老恒言》）。

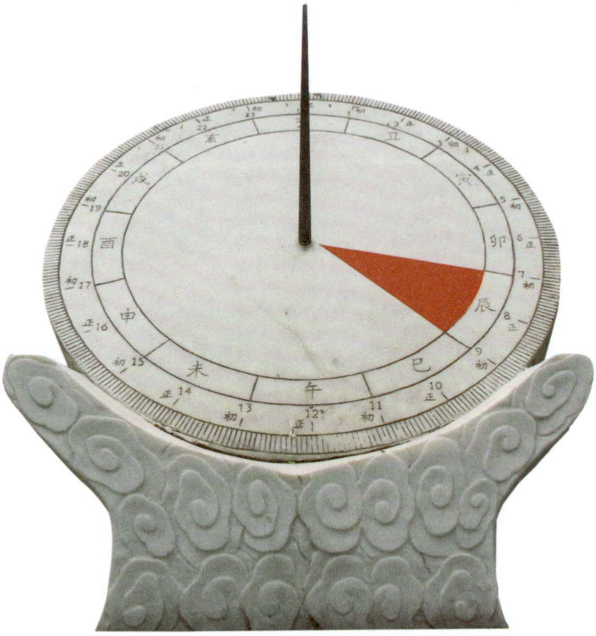

辰时：善待你的胃 2

辰时是上午 7：00 至 9：00。

此时，太阳已经完全升起来，大自然的阳气正在迅速增长，大地开始回暖。人的身体状况与天地的这种情况相适应，此时，体内的阳气也迅速增长，人体的各个器官，各种功能都逐渐到达到最佳状态，精力充沛。因此，这一时间是进行体力、脑力劳动的最佳时间。

从子午流注看，此时胃经当值，气血在胃经中运行较旺盛，胃的功能最强劲。因此，此时是吃饭的最好时机。人体养生，在这个时辰，就要顺应这个时辰的规律，吃好早餐，为整个身体在白天的活动补充好营养和能量。

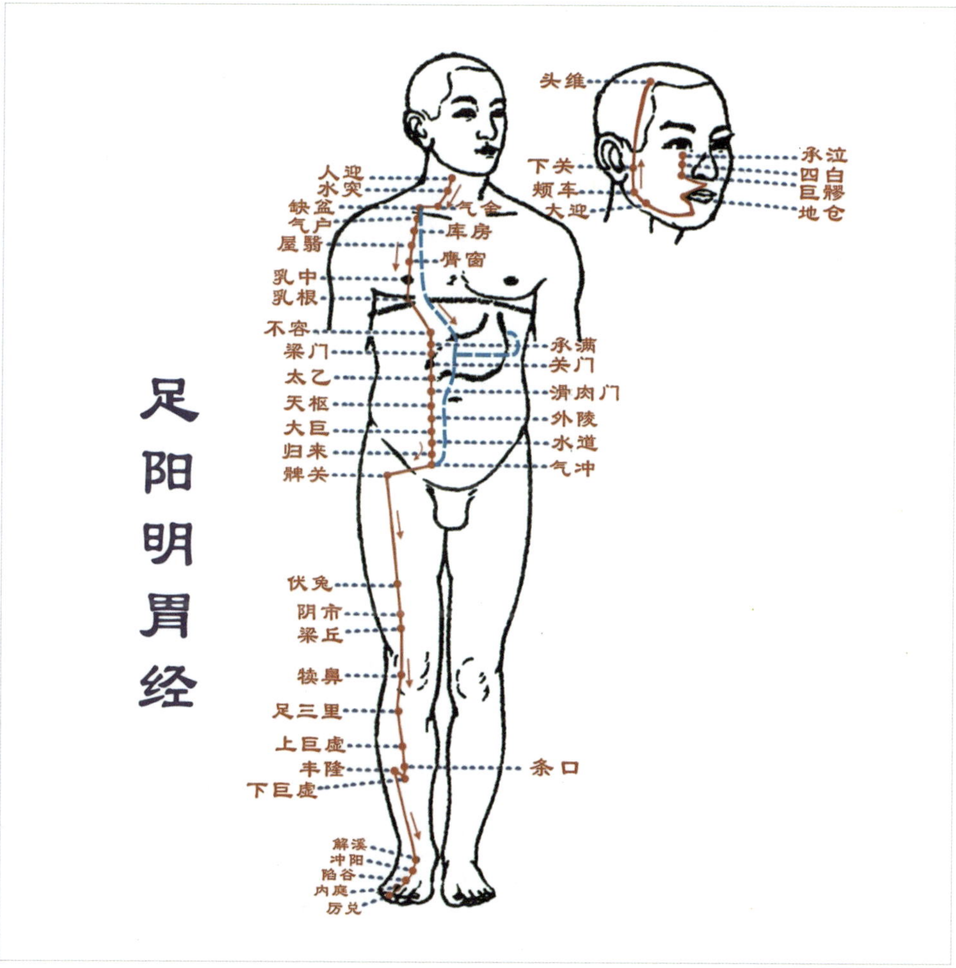

图 13　足阳明胃经

早餐

早上，晨练完毕后，就要开始吃早餐了。

早餐可以说是辰时养生最重要的事。一来，经过一整夜的时间，人体的能量已经消耗了很多，而紧接着马上就要开始一整天繁重的工作、学习、劳动，需要补充充足的营养和能量；二来，此时胃经当值，是胃一天中气血运行最好的时候，此时吃饭，不仅最容易消化，也最不容易发胖。因此，早餐是补充晚上的能量消耗和为上午的劳作准备好能量的关键一环，一定要吃早餐，而且要多吃一些、吃好一些。特别是对有胃病的人或者平时胃部功能不是很好的人，此时调理胃经也是最好的时机，此时更要吃好早餐，同时加强对胃的养护、调理。

不吃早餐坏处多

尽管老祖宗一再告诫，可现代有很多人并不重视早餐。他们或者因为夜生活丰富，睡得晚，早晨起得也晚，没时间吃早餐；或者认为早餐本来就不重要，所以随便喝点包装牛奶，或在街边买点面包什么的就对付了；或者因为工作忙，就把午餐变早餐、晚餐变午餐、宵夜变晚餐，整个吃饭的节律向后推延；或者，平时还可以，到周末就睡懒觉，早餐也就取消了……从中医学的角度讲，这些情况都违反了人体正常的气血运行节律，长期下来，对身体健康是极其不利的，会导致许多问题。

1．肠胃功能失调

不吃早餐的人直到中午才吃午餐，这就意味着至少十多个小时处于饥饿状态。人在饥饿状态下，胃会自动分泌胃酸，尤其是在辰时，胃经当值，胃的功能最旺盛，胃会分泌更多的胃酸。如果没有进食，这些胃酸不能被有效利用来消化食物，就会反过来消化胃的正常组织，容易引起胃溃疡、胃炎等疾病。很多人不吃早餐，上午就会感觉心口灼热、反酸水，都是由于胃酸过多引起的。另外，进食还可以促进胆汁排泄，如果长期不食早餐，夜晚分泌的胆汁不能及时排出，就会停留在胆道中而且变得较黏稠，极易引起胆结石病。近年来，胆道结石病的发病率越来越高，研究表明同现代人不吃早餐有密切关系。

2．便秘

早上是大肠经、胃经和脾经最活跃的时候，如果按时吃早餐，食物刺激胃肠道，既有利于营养吸收，也利于促进肠蠕动，利于排泄。三餐有规律，人体会自然产生胃结肠反射现象，促进排便。因此，坚持吃早餐就不容易便秘。若长期不吃早餐，胃和肠道缺少必要的刺激，蠕动就会减缓，造成胃结肠反射作用失调，导致便秘。

3．容易发胖

很多人不吃早餐是为了减肥，其实这是一种错误行为。不吃早餐对瘦身并没有太大的帮助。因为身体能量不足时会先消耗碳水化合物和蛋白质，最后才消耗脂肪，所以不吃早餐不会有助于脂肪的消耗。正好相反，不吃早餐会使午餐和晚餐吃得更多，导致一天摄入营养的总量超标。更重要的是，不吃早餐，血糖不足，会引起升糖激素和肾上腺素分泌，导致整天精神不济，长期会更造成肌腱蛋白质流失，引起肌肉萎缩，则得不偿失。

4．反应迟钝

食物的根本作用是为生命活动提供能量和营养，胃的功能就是完成消化食物和提供营养，而早餐是提供身体能量的最主要来源和最重要时机。如果没有吃早餐，身体就无法得到足够的营养和能量以消耗，便会启动原本储存于体内的战备能源，长期启动的结果，身体存粮愈变愈少，就会出现倦怠、疲劳、脑力无法集中、精神不振、反应迟钝等症状。

从现代医学的角度看，人体能量的主要来源是血液中的糖即血糖，血糖多少决定人的身体能够产生多少能量，而能量的多少则决定人的精力和自我感觉。早餐对人体血糖水平有直接影响作用。特别是青少年，学习任务是很重的，一般每天上午要上四节课，中间还有各种活动，所以消耗的热量很多。在单位工作的成年人，上午的工作一般也是比较重的。而从晚饭获得的热能，满足不了次日上午对热能的需求。少年人肝脏还不能贮存大量的肝糖原，因此更容易出现热能不足的现象。如果不吃早餐，血糖减少，大脑功能随之下降，注意力分散，精神不集中，学习成绩必然不佳，工作效率也必然不高。为了使血糖经常保持在正常水平以上，保持精力充沛，最好的方法就是吃好早餐。

5．诱发各种慢性病

不吃早餐，身体因缺少热量，会动用脑下垂体、甲状腺、副甲状腺等去燃烧组织，有可能造成腺体功能亢进，易引发高血压、糖尿病等慢性疾病。此外，也会影响胰岛素调节功能，诱发胰岛素抵抗，罹患心血管疾病。

早餐吃什么

正是因为早餐很重要，所以早餐一定要吃好。中国民间一直流传“早餐要吃好，午餐要吃饱，晚餐要吃少”的说法，也有的养生研究者提出“皇帝的早餐，大臣的午餐，穷人的晚餐”的说法，意思都是强调要把早餐吃好。这些说法也是符合中医学原理的，为历代中医家和养生家所遵从。

所谓吃好，就是要营养丰富、数量充足。应该说，中国人还是非常重视早餐的，地域不同，早餐的种类也多种多样，各有所不同，随着社会的开放，西式早餐也被越来越多的人接受。那么，早餐到底该怎么吃呢？不存在一个固定的一成不变的食谱，也就是说，早餐想怎么吃都行，但有几个共同的原则要遵守。

1．要注意平衡

《黄帝内经》说“五谷为养，五果为助，五畜为益，五菜为充”，意思是说人的食物应以谷类为主、水果为辅助、肉类为调剂、蔬菜为补充。这一观点和现代营养学的观点是非常一致的。早餐要注意平衡，就是要注意谷类、肉类、蔬菜、水果几类食物平衡。用现代营养学的语言说，就是蛋白质、淀粉类和蔬果类要保持平衡，亦即要保证这三类食物都要有，不要搞单一品种，且要以谷类食物为主。

比如，很多人喜欢早餐喝一瓶牛奶，吃一个鸡蛋再加几根香肠。这样的早餐虽然看起来挺丰富，事实上是非常不平衡的，因为牛奶、鸡蛋、肉都是蛋白质，这种早餐过于单调，不够平衡。而如果把牛奶换成大米粥，或鸡蛋换成馒头，少吃点香肠，再增加点青菜或水果，就变得平衡了。

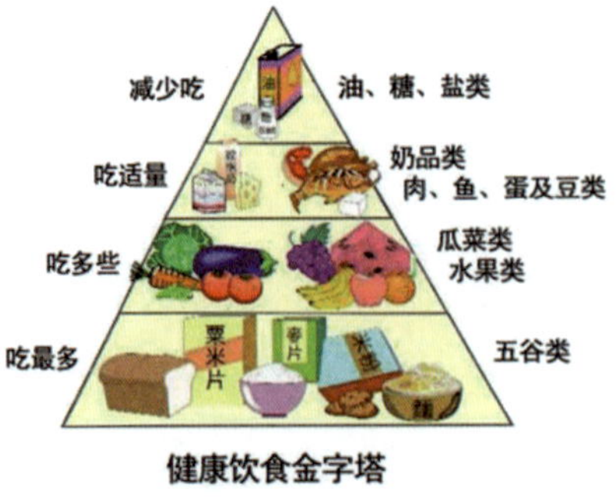
减少吃
油、糖、盐类
吃适量
奶品类
肉、鱼、蛋及豆类
吃多些
瓜菜类
水果类
吃最多
五谷类
健康饮食金字塔

图 14　根据现代营养学原理绘制的健康饮食金字塔图

2．要因人制宜

当然，上述平衡也并非绝对的，而是相对的，中医更讲究因人制宜，不同的人平衡也有不同的要求。如：营养过剩、偏胖的人，早餐就可以少点谷类和肉蛋类，而多点蔬菜水果类。相反，对于营养不良的人，多加点谷类和肉类也是合适的。

因人制宜还有个重要原则就是不同体质的人早餐的内容也不同。体质养生是中医养生理论的精华之一。中医学根据自己对人体生命规律的独特认识，将人分为 9 种体质。不同的体质养生的原则、方法都有不同，其中最重要的就是饮食方面的不同。不同体质的人应该选择使用不同的食物。

3. 要因时制宜

中医学认为人的生理规律和大自然的规律是相互适应、内在统一的（“天人相应”），其中与自然界气候的四季变化规律关系尤为密切（“人以四时之法成”），因此，适应自然规律，依照四季变化规律来调节起居和饮食是养生的重要原则。吃早餐也要顺应四季变化。春天阳气升发，应该适当食用辛温发散类食物，如麦、枣、葱、花生、香菜等等，但也注意不要太辛辣发散。夏天气候炎热，心火易于亢盛，宜食用清心泻火、清暑的食物，如绿豆、赤豆、苦瓜之类。秋季天气干燥，所以宜食用滋阴润燥之物，如豆浆、牛奶、蜂蜜、生地粥之类。冬天寒冷，易伤阳气，故宜多食用温热滋补之物，如羊肉、鸡肉等等。

必须说明的一点是，以上 3 条原则并不仅仅适用于早餐，它们是中医饮食养生的通用原则，同样适用于午餐和晚餐。中医学的饮食养生学说博大精深、内容丰富，由于篇幅所限制，本书无法全部介绍，建议有兴趣的读者进一步参看相关专门书籍资料。

另外，有必要提醒一下的是，尽管许多传统的早餐品种都是不错的，但也有一些早餐品种尽管被很多人喜欢，但从营养和养生的角度讲却并不可取。比如，许多上班族和学生常常买刚做好的三明治、蛋饼、烧饼夹油条当早餐，这些美味的背后可能潜藏着健康危机。通常油条是用明矾和面粉做成，再放进油锅炸，明矾是氢氧化铝，经常食用，会对脑神经产生慢性毒害，有引发老年性痴呆之虞。三明治、蛋饼使用的沙拉油，经连续油煎其实无异于使用回锅油烹调。食用油不断加热，会产生过氧化物和自由基，经常食用会加速身体器官老化，并有致癌之

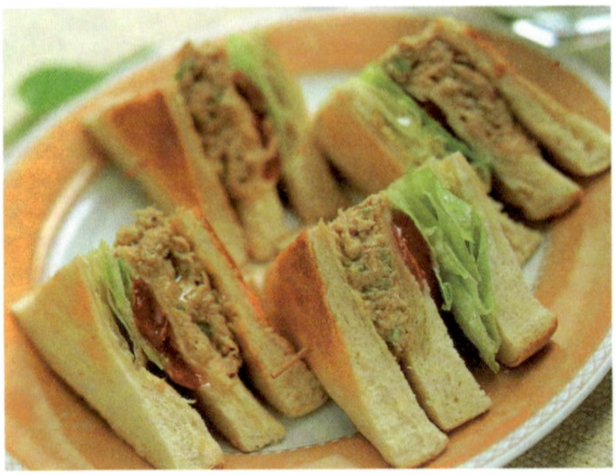

图 15 三明治

饮食文化有明显的区域化。一些西式早餐从中国养生理论的角度看是不太可取的

险。传统中式早餐多是稀饭配腌渍物如腌黄瓜、豆腐乳、咸鱼、咸蛋、面筋。腌渍物为高盐分，对于高血压或肾脏功能不佳者不适宜，若腌渍过程处理不当，会产生硝酸盐及黄曲毒素，亦是致癌物。面筋则是面粉去油炸，虽味美而不健康。西式早餐的火腿煎蛋、西式腊肠、培根、热狗皆是高盐分、高脂肪且含致癌物亚硝酸盐的不健康饮食，还是少吃为宜。

养胃八宜忌

胃承担着为人体生命活动提供营养和能量的使命，是人体非常重要的器官。胃好则其他器官都好，胃一不好，就会引起其他诸多问题。因此，养胃是养生的最重要内容之一。

胃虽然在辰时活动最活跃，但并不是说其他时间就可以不顾及。胃整天都在不停地工作，因此要想把胃养好，不仅要吃好早餐，在其他方面也要注意。现代人生活富足，美食丰富，容易贪吃，工作压力又大，应酬又多，容易饮食不节，还有很多不好的生活习惯，因此胃病高发。对于这些人，想要养好自己的胃，别忘记以下 8 点宜忌。

1．宜心情舒畅，忌精神紧张

中医学认为，胃“以通为用”，胃的气血运行应该保持通畅。而当一个人精神紧张时，全身的气血运行就会变得郁滞不畅，尤其是胃的气血更易受到影响，导致胃气不舒，引发一系列胃部疾病。现代医学对此也有同样看法，认为一个人在紧张、烦恼、愤怒时，其不良情绪可通过大脑皮质扩散到边缘系统，影响自主神经系统，直接导致胃肠功能失调，分泌过多的胃酸和胃蛋白酶，使胃血管收缩、幽门痉挛、排空障碍，胃黏膜保护层受损，造成自我消化，形成溃疡。所以，要养好胃，一定要有效化解压力，保持心情舒畅，身心放松。

2．宜劳作有节，忌过度疲劳

中医学认为“胃为气血之本”，人体各脏腑的正常运行都依赖胃的运化功能提供气血。无论是体力劳动或是脑力劳动，如果疲劳过度，都会引起人体过度消耗气血，加重胃的负担，导致胃的功能出现异常、发生疾病。现代医学也认为，过度劳动还导致胃肠供血不足，分泌功能失调，胃酸过多而黏液减少，使黏膜受到损害。因此，要养胃，必须注意劳逸结合，避免过度疲劳。

3．宜节制口欲，忌嗜烟酗酒

在中医看来，烟酒都是致病的“热邪”，对人体有害而无益。热邪最易伤阴。烟酒必然伤害胃阴，引发很多疾病。从现代医学角度看，酒精本身可直接损害胃黏膜，酒精还能引起肝硬化和慢性胰腺炎，反过来加重胃的损伤。吸烟可促使胃黏膜血管收缩，减少胃黏膜的前列腺素合成，这是一种黏膜保护因子。吸烟还能刺激胃酸和蛋白酶的分泌，加重对黏膜的破坏。所以，要养胃，必须戒烟戒酒。

4．宜熟温易化，忌饮食生冷

中医学认为胃为阳脏，喜温而恶寒。寒冷的食物会引起胃部气血运行不畅，出现消化不良，胃胀、胃痛等症状。胃的作用是消化食物，容易消化的食物可以减轻胃的工作负担，而不容易消化的食物，如未加工过的生食则会增加胃的工作负担，对胃自身的健康产生不利影响。因此，从保护胃功能、利于养生的角度看，人们应该多吃熟食、热食、烂食，而尽量少吃甚至不吃生食、冷食、硬食。现代有些人喜欢喝冰镇的饮料、雪糕，吃未经烹调的鱼生，从中医学的角度看是非常不利于健康的。

很多人，尤其是一些白领丽人一早起来就喝蔬果汁。这种做法可以提供蔬果中直接的营养以及起到清理体内废物的作用，但这种饮食习惯忽略了一个最重要的问题——那就是人的体内永远喜欢温暖的环境。身体温暖，微循环才会正常，氧气、营养及废物等的运送活动才会顺畅。特别是在早晨，人体的肌肉、神经及血管都还呈现收缩的状态，假如这时候吃冰冷的食物，必定使体内血流更加不畅顺。刚开始时，也许你不觉得胃肠有什么不舒服，甚至反而觉得很“爽”。但时间一长，大便稀溏、皮肤变差、喉咙老是隐隐有痰不清爽、时常感冒……各种小毛病不断，这就是伤了胃气（中医所说的胃气，并不单纯指胃这个器官，其中包

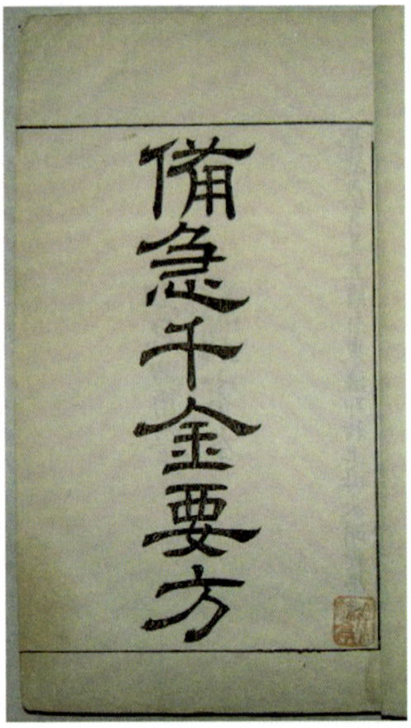

图 16　《备急千金要方》书影

《备急千金要方》被誉为中国最早的临床百科全书，简称为《千金方》。唐代医家孙思邈（581—682 年）撰于公元 652 年，共 30 卷。此书对中医学影响较大，其中有许多内容是论述养生的

含了脾胃的消化吸收能力、免疫力等方面的作用）。早餐吃热食，才能保护胃气。所以，吃早餐时，千万不要先喝冷冻蔬果汁、冰咖啡、冰牛奶等，应该让身体“享受”一下温暖的滋味，可吃些热稀饭、热面包、热麦片、热奶、热豆浆等，再配合着吃蔬菜、水果等。

5．宜适时适量，忌饥饱不均

中国文化崇尚中庸之道，讲究一个度。对于饮食同样如此，应该适时适量。两三千年前的《尚书》就有“食哉惟时”的说法。要养成按时吃饭的习惯，不能一顿吃一顿不吃。食量也要适度，不能太饥也不能太饱。《黄帝内经》说“饮食自倍，肠胃乃伤”，意思是说，食量超过正常的两倍，肠胃必然被伤。《备急千金要方》也告诫人们“不欲极饥而食，食不可过饱”。现代医学同样认为，饥饿时，胃内的胃酸、蛋白酶无食物中和，浓度较高，易造成黏膜的自我消化。暴饮暴食又易损害胃的自我保护机制；胃壁过多扩张，食物停留时间过长等都会造成胃损伤。

6．宜入口洁净，忌饮食不洁

俗话说“病从口入”，不洁的食物是引起许多疾病的重要原因，也是引起胃病的罪魁祸首。日常生活中一定要注意食物的卫生。现代医学还发现，幽门螺杆菌感染是胃和十二指肠溃疡的重要诱因之一，在溃疡病病人中，该菌的检出率高达 70% ~ 90%，而溃疡病治愈后，该菌亦消失。溃疡病病人可通过餐具、牙具以及接吻等密切接触传染，不洁的食物也是感染的原因之一。

7．宜临晚少食，忌晚餐过饱

现代人重视夜生活，有些人往往把一天的食物营养集中在晚餐上，或者喜欢吃夜宵或睡前吃点东西，这样做，不仅造成睡眠不实，易导致肥胖，还可因刺激胃黏膜使胃酸分泌过多而诱发溃疡。因此，要养胃，一定要坚持“晚吃少”的原则，晚饭尽量少吃。

8. 宜缓嚼慢咽，忌狼吞虎咽

食物进入胃内，经储纳、研磨、消化，变成乳糜状，才能排入肠内。如果咀嚼不细、狼吞虎咽，食物粗糙，就会增加胃的负担，延长停留时间，导致胃黏膜损伤。而细嚼慢咽能增加唾液分泌，使胃酸和胆汁分泌减少，有利于保护胃。《老老恒言》说："入胃有三化：一火化，烂熟也；二口化，细嚼也；三腹化，入胃自化也。"把细嚼慢咽看成是消化食物的关键步骤之一。《昨非庵日纂》则更加详细地说："吃饭须细嚼慢咽，以津液送之，然后精味散于脾，华色充于肌，粗快则只为糟粕填塞肠胃耳。"

着装

当你吃罢早餐，或上班、或上学，就要准备外出了。这个时候，就要注意选择适合的衣服。中医学认为，穿衣服不仅是为了装扮、保暖，还可以起到保健养生的目的。清代养生家曹庭栋在《老老恒言》中说"食取称意，衣取适体，即是养生之妙药"。

那么，为了养生该如何穿衣服呢？其实也并不复杂。无非是顺应气候特点和人体特点，采取不同的穿衣原则。

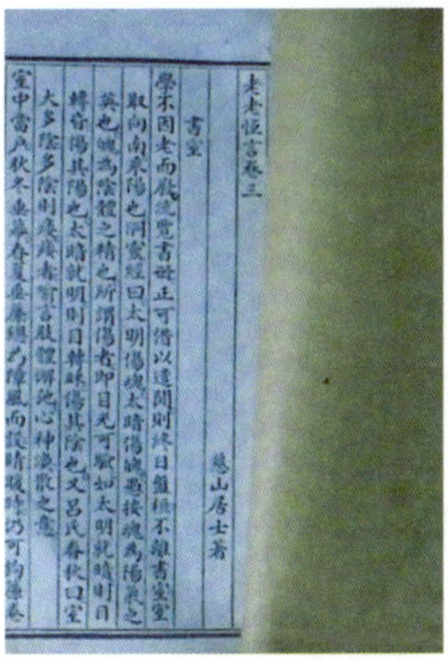

图 17 《老老恒言》书影

《老老恒言》，又名《养生随笔》，老年养生专著。清代养生名家曹庭栋撰，共五卷。本书为清代重要养生专著，甚为后人称道

冬不过暖　夏不过寒

冬天天气冷，衣服要穿多点，夏天天气热，衣服要穿少点。这也是维护健康的基本穿衣原则，这是常识，几乎人人都懂。但是，事情要辩证地看。在中医学看来，这个原则未必绝对。所以中医学认为，为养生起见，应该是"冬不过暖，夏不过寒"。

所谓冬不过暖，就是冬天着装在充分保暖的前提下，不要过于暖和。因为人体有天然的御寒能力，当天气寒冷时，身体会调动起体内的阳气向体表运行，抵抗寒冷。如果穿得太暖，用衣服完全代替了人体的御寒能力，就会造成人体的御寒功能退化、抵抗力下降，反而更容易感冒；另一方面，衣服太厚太暖，体内多余的阳气发散不出去，在体内郁积，会导致各种内热的疾病，如肺热郁积引起咳嗽、喉咙痛，胃火郁积引起口干、牙龈出血，心火郁积引起口舌生疮等等。所以，明代高濂在他的养生著作《遵生八笺》中甚至主张“冬月宜冻足、冻脑”，意思是人在冬天应该有意识地让头和脚故意受点冻。他还主张年轻人衣着更要少点，要“身带三分寒”，即使是小儿，也不应穿着过暖，也要有几分寒意。他认为这是锻炼小孩身体的重要途径，坚持这样做，小孩子以后必然会身体强壮、健康长寿。

当然，也并不是所有人都要冬不过暖，老年人应例外。老年人阳气偏虚，抵御寒冷的能力下降，着装就要尽量厚点、暖点，而且要“慎于脱着，避风寒之侵，小心调摄”。

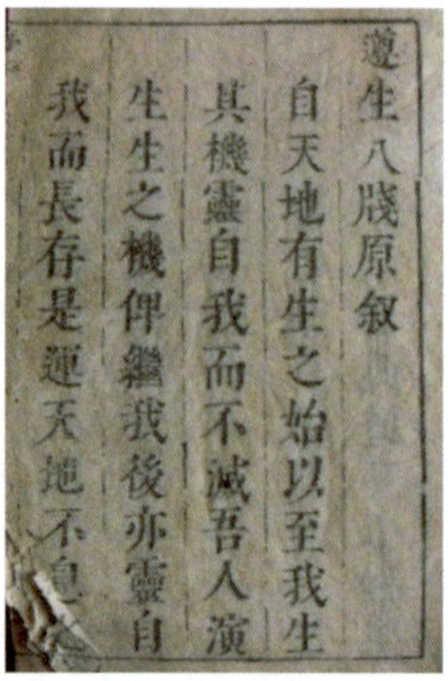

遵生八牋原叙

自天地有生之始以至我生其機靈自我而不滅吾人演生生之機俾繼我後亦靈自我而長存是運天地不息

图 18 《遵生八笺》书影

《遵生八笺》，明代戏剧家、养生家高濂著，刊于公元 1591 年。本书是一部内容广博又实用的养生专著，也是我国古代养生学的主要文献之一

所谓夏不过冷，是说夏天着装在尽量凉快的前提下，不要过于凉快，而要适度保暖。因为在夏天尽管大部分时间是炎热的，但也有冷的情况，如在树荫下、在水边、在夜里，或者有风吹过的时候等等。夏天人体阳气主要在体表运行，或随汗而外泄，体内的阳气相对比较虚弱，内脏对寒冷的抵御能力不足，更容易被寒气所伤，因此，着装方面尤其注意对容易受伤的内脏（主要是肺和胃）进行保护。如《老老恒言》就特别指出“夏虽极热时，必着葛布短半臂，以护其胸背”。意思是说，天气再热，也要穿上短衣服，把胸和背两个部位保护好。这一经验即使在今天看来也是非常科学的。

春捂秋冻

中医养生理论中，还有“春捂秋冻”的说法。

“春捂”的意思是说，在春天，虽然气候回暖，但是寒气还没有退尽，而且春天风多，风邪更容易变化伤人，因此，春天不应急着换薄的衣服，而且要注意把容易暴露在外的身体部分捂严实一点，防止着风着冷。

那么春捂捂哪里呢？最重要是捂头。在天气变冷时，为了防寒，一般人都会穿上厚厚的冬装和保暖鞋，但许多人没有戴帽子的习惯。殊不知，头部也是很需要保暖的。人的头部是大脑神经中枢的所在地。头为诸阳之会。头部的皮肤虽然薄，但血管及汗毛既多且粗，所以，体内热量常从头部大量往外蒸发。有关研究资料表明，气温在15℃左右时人体约1／3的热量从头部散发；气温在4℃左右时，人体约1／2的热量从头部散发；而气温在零下10℃左右时，竟会有3／4人体热量从头部“跑掉”。由此可见头部与人体热平衡的关系很大。一个人如果只是多穿几件衣服，而不戴帽子，那就像热水瓶不盖塞子一样，热气会源源不断地向外“输出”。如果受凉的话，难免会造成脑血管收缩，轻则感到头昏、头痛，重则发生意外。从中医的角度看，春天风邪盛容易伤风感冒，最主要也是因为头部受风而引起。因此，冬天为了防寒，戴帽子是必要的，春天为了防风，也应戴顶帽子，把头捂严实了。特别是对体质较弱、慢性病较多的老年人来讲，如果备有一顶冬帽的话，好处是很多的。冬帽的材质，可以是毛线、呢绒，或者羽绒服的连衣帽，反正质地要厚一些，保暖效果才好。

“春捂”除捂头之外，还有一个重要部位需要捂，那就是脚。春天天气刚刚转暖，有些人便早早地脱掉冬装，换上轻便漂亮的春装。特别是一些爱美的女性更是迫不及待地穿上超短裙、丝袜，露出美丽的双腿。殊不知，这样就给风寒邪气留下了可乘之机，它们会直接伤及脚和腿，引起关节炎、痹证之类的疾病，甚至风寒邪气还会沿着双腿向上蔓延，引起腹部受寒而致腹痛、泄泻，或者引起妇科疾病。中医学认为寒多自下而起，因此中医养生历来主张春时衣着宜“下厚上薄”，即上衣可以薄点，但下衣不能薄。

除了捂头捂脚，还要捂好皮肤。冬去春来，人体皮肤逐渐苏醒，汗毛孔闭锁程度相应降低，因而春风较大的时候，尽管不是很冷，但风邪很容易从皮肤钻进来，长驱直入机体内部，引发各种疾病。因此，春天穿衣最好严实点，尽量不要把脖子、胸脯、背部、肚腹、腰部这些容易受风受冷的部位露在外面。

还有，春捂的时机该怎么把握，即什么时候捂，什么时候不捂呢？随着医疗气象学的兴起，科学家对“春捂”有了更具体的研究，提出了一些供人们在实践中便于操作的数据，称为“春捂”指数。

时机：冷空气到来前24～48小时“未雨绸缪”。许多疾病的发病高峰与冷空气南下和降温持续的时间密切相关。比如感冒、消化不良，早在冷空气到来之前便捷足先登，而青光眼、心肌梗死、中风等，在冷空气过境时也会骤然增加。因此，捂的最佳时机，应该是在气象台预报的冷空气到来之前 24 ~ 48 小时。

气温：15℃是“春捂”的临界温度。研究表明，对多数老年人或体弱多病而需要春捂者来说，15℃可以视为捂与不捂的临界温度，也就是说，当气温持续在 15℃以上且相对稳定时，就可以不捂了。

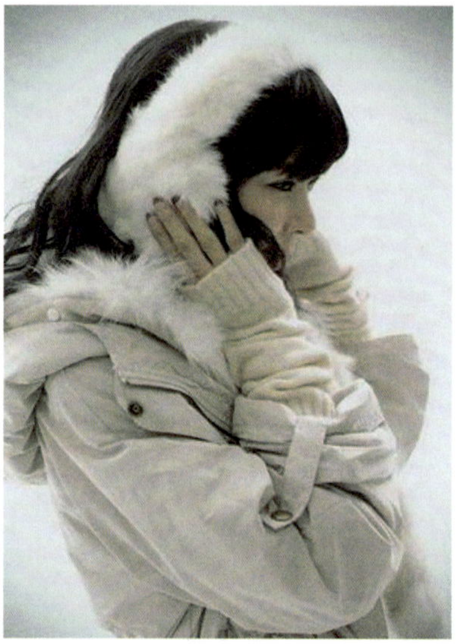

图 19 春捂

“春捂”是中医养生的一个独特观念。对今天的人们依然具有重要意义

温差：日夜温差大于 8℃是捂的信号。面对“孩儿脸”似的春天，你得随天气变化加减衣服。而何时加衣呢？一般认为，日夜温差大于 8℃时是该捂的信号。

时间：7 ~ 14 天恰到好处。医学专家发现，气温回冷需要加衣御寒，即使此后气温回升了，也得再捂 7 天左右，体弱者或高龄老人得捂 14 天以上身体才能适应。衣服减得过快可能会冻出病来。

以上说的是春捂，还有秋冻。

秋冻的意思是，在秋天，尽管天气总体还算暖和，但寒气已经开始袭来，这个时候，一般人认为该多穿点衣服了，但从中医养生的角度看则不用急，不妨暂时还是少穿点衣服，冻一冻。这样做的原理其实和前面讲的冬天穿衣不宜过暖一样，是为了锻炼人体的抵抗力。

衣取适体

除了注重保暖性，还要注意对衣服的面料、大小等的选择，在中医看来，这些方面也和养生有关。选择衣料，应根据不同季节和不同需要，从以下几个角度去考虑：

（1）保温性。纺织衣料的导热性越低，它的热缘性和保暖性越好。实验证明，在 15℃时，麻纱衣料所放热量约为 60%，而毛织品不到 20%，故麻纱类作为夏季衣料为宜，毛织品可制成冬装，氯纶、醋酯纤维和晴纶等导热性也较低，也是保温性良好的纺织材料。此外，织物越厚，单位时间内散发的热量越少，保暖性能越好。

（2）透气性。冬季外衣织物的透气性应较小，以保证衣服具有良好的防风性能，而起到保温作用。夏季衣料应具有较好的透气性，有利于体内散热。

（3）吸湿性和散湿性。夏天的衣服和冬装内衣，除了注意透气外，还要注意选择吸湿、散湿性能良好的纤维。这样有利于吸收汗液和蒸发湿气。

（4）色泽。衣料颜色不同，对热的吸收和反射的强度也不相同。一般来说，衣服颜色越深，吸热性越强，反射性越差；颜色越淡，反射性越强，吸热性越差。夏天宜穿浅颜色服装，以反射辐射热；冬天宜穿深色衣服，以利吸收辐射热。

（5）质地。内衣和夏装要选择轻而柔软的衣料，穿在身上有较爽的感觉，若贴身穿粗糙硬挺的衣服，不但不舒服，而且皮肤易于摩擦受伤。

人们应当做到“量体裁衣”，保障衣着舒适得体，有利于气血运行和正常发育。尤其是在青少年时期。生长发育比较旺盛，不可片面追求线条美和造型，衣着和服饰不应过紧过瘦。现代研究认为，若衣着压力超过 $30g/cm^2$，人体就有一种压迫感，穿着就会不舒适。如果年轻女性长期束胸以及乳罩过紧，则会影响胸廓发育，降低肺活量，束腰过紧，可致肋缘凹陷、胸廓变形、腹腔脏器移位，有损健康。相反，衣着过于肥大、襟袖过长，则不利于保暖，也不便于活动，对于老人、小孩以及某些专业人员还是不安全因素，容易造成外伤和事故。

舒适是人类本能的需要，从养生的角度看，穿衣就是为了起舒适、保健的作用。《老老恒言》说：“惟长短宽窄，期于适体”，意思是说，衣着款式合体才会既增添美感，又使人感觉舒适，从而起到养生保健的效果。

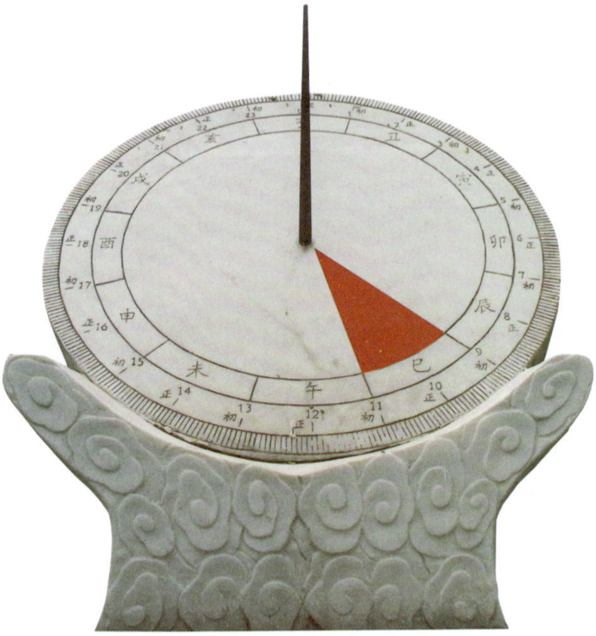

巳时：保持中气旺盛通畅 3

巳时是上午 9：00 至 11：00。

此时，在大自然中，阳气到了非常旺盛的阶段，太阳升到了高空，天气格外温暖。人体与大自然的状况相应，阳气也到了非常旺盛的时期，人精力充沛、思维敏捷，是从事各种劳动或学习的最佳时期。

从子午流注的角度看，此时辰脾经当值，是脾脏气血运行最活跃的时间。中医学认为“脾主运化”，即将胃中的食物进行充分消化。因此这个时辰，人体的消化能力最强，早餐的食物，在这个时辰被充分消化吸收，营养物质被输布到全身上下、四肢百骸。中医学还认为“脾主思”，即人的思考活动是由脾来控制的。因此这一时辰，也是人的思考能力最强的时候，思维敏捷，思路清晰，所以此时辰是从事各种脑力劳动的最佳时期。

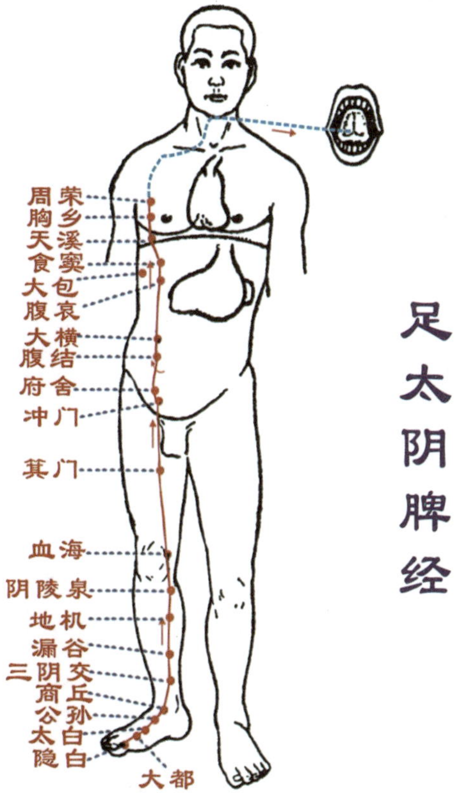

图 20　足太阴脾经

人在这一时辰养生，最根本的原则就是适应这一时辰中的上述生理特点，做到积极活动，让阳气充分运行，同时注意促进自己的运化功能。

上午茶

巳时脾经当值。脾的功能是运化水谷精华，也就是把吃到胃里的食物进行消化，把其中的营养精华运输到全身各个部分。因此，早餐吃得怎么样在这时就显出重要作用，如果按时吃早餐，而且早餐份量足、营养合理，那么此时，脾就会把早餐中的营养供给身体各个部分使用，人就会觉得精力充沛，工作和学习效率就高；如果没吃早餐，或者早餐份量不够、营养不合理，此时脾就不能把营养精华供应全身，人就会觉得全身乏力、头晕神疲，提不起精神工作或学习。特别是，如果长期不吃早餐，由于缺少食物满足脾的运化需要，久而久之，脾的功能就会受到损害。中医学认为脾为后天之本，全身的气血精津全赖脾的供应。一旦脾的功能有损，就会给全身都带来不利影响，严重影响健康。从这个角度再次说明，吃好早餐是何等重要。

不过话又说回来，由于巳时脾经过于活跃，即使吃了早餐，往往也不够满足脾强大的消化能力，这就是人们为什么在上午容易有饥饿感的原因。因此，为了满足脾的这一需求，并使脾经的活跃状态得到良好保持，在上午，适当增加点饮食是非常需要的。当然，此时饮食不是为了增加营养，因此，不必大吃大喝，而是小小意思一下，保持对脾胃的适当刺激即可。出于这个目的，最好的办法就是饮“上午茶”。更何况，喝茶本身就是一种很好的养生途径。

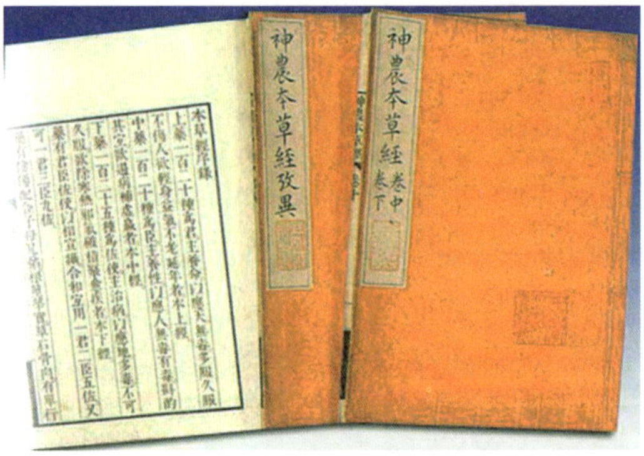

图 21 《神农本草经》书影

《神农本草经》简称《本草经》或《本经》，是中国现存最早的药物学专著。该书成书于东汉，并非出自一时一人之手，而是秦汉时期众多医学家总结、搜集、整理当时药物学经验成果的专著，是对中草药知识的第一次系统总结

不同的人喝不同的茶

茶在我国被誉为“国饮”。对于中国人来说，喝茶养生是流传了几千年的传统。中医学历史上最早的药物著作《神农本草经》就记载“神农尝百草，日遇七十二毒，得荼（茶）而解之”，认为茶有解人体中所有毒的神奇功效。后世的茶客和养生家更是对喝茶养生积累了非常丰富的经验。

茶历史悠久，茶的品种很多。常见的茶主要分为：绿茶、青茶（包括乌龙茶、铁观音、大红袍）、红茶、黑茶（普洱茶）、白茶等几大类。不管是哪种茶，现代研究发现都有比较确切的健康功效，比如能预防癌症（包括肺癌、食管癌、肝癌、结肠癌等）、抗衰老、调节血脂、降低血糖、增强免疫功能、防止吸烟损伤等。茶叶中的有效营养成分多种多样，有生物化学家分离鉴定出茶叶含有500多种化合物，而构成这些化合物的基本元素多达25种以上。比如大家熟悉的茶多酚，还有茶氨酸、维生素、咖啡碱等。此外，茶叶中还含有磷、钾、钙、镁、铁、锰、锌、铜、氟、钼、硼等人体所需的各种元素。

《本草纲目》中称茶叶“味苦、甘，性寒，无毒”，中医理论认为“甘者补、苦者泻”。所以，茶叶同时具有补、泻两种功效，是具有苦寒性质同时可以清热解毒的良药。但是，因为茶的品种不同以及后期加工的工艺手段不同，性质和功效会发生多种变化。中医学从自己的理论出发，认为不同的茶性质和功效有明显区别，因此，喝茶并不能随便喝，而是根据不同的人在不同的时候，选择不同的茶。

绿茶属于不发酵茶，代表有西湖龙井、洞庭碧螺春、黄山毛峰等。中医学认为绿茶性偏凉，因此，绿茶适合体质偏热的人喝。如果你经常觉得呼气较热、口干口苦口臭，容易“上火”，或者经常抽烟、喝酒、熬夜，那么喝点绿茶是很有益的。绿茶还有抗氧化、提高免疫力、抑制和杀灭细菌、预防癌症和心血管疾病等功效。不过，正因为绿茶偏凉，容易伤胃，因此平时体质偏虚寒，消化功能不好或者有胃炎、胃溃疡（虚寒型）等慢性胃病的人最好不要喝或少喝。此外注意，天气冷的时候最好也不要喝绿茶，而应改喝性温的红茶。

青茶属于半发酵茶，其代表品种有武夷岩茶（大红袍）、铁观音、冻顶乌龙茶、凤凰单枞等。清茶中的乌龙茶、大红袍属于中性茶，亦即既不偏凉也不偏热，总的来说比较平和，各种体质的人都适合，一年四季都可饮用。乌龙茶除了有较好的降血脂、降低胆固醇、助消化的功效外，提神效果更为明显。好的乌龙茶茶香馥郁芬芳、醇厚甘滑，饮后齿颊生津、余香袅袅。日间较劳神或须静夜苦读的人，泡上一杯浓香型的乌龙茶，既提神醒脑、解除疲乏，还兼有消脂减肥的功效，可谓一举多得。

红茶属于全发酵茶，代表品种有安徽的祁红、云南的滇红，印度和斯里兰卡的红茶也是享誉世界的名品。红茶属于温性茶，适合体质偏寒的人喝，如果你经常觉得怕冷、四肢发凉、遇冷容易腰腿痛或胃痛，最好经常喝红茶。红茶由于经过发酵，比绿茶刺激性低，功效也有所不同，能促进血液循环、降低胆固醇等。在寒冷的冬天，甘温的红茶也颇受欢迎，因其含有丰富的蛋白质，可补益身体，养蓄阳气，生热暖腹，增强人体的抗寒能力，同样也能助消化，去油腻。不过红

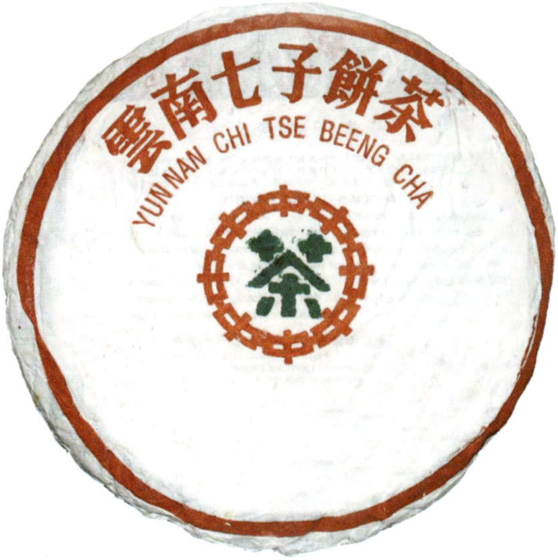

图 22 普洱茶饼

随着人们生活水平不断提高，营养过剩成了当今的普遍问题。普洱茶在近几年非常流行，估计同它显著的去油腻、去脂肪、降血脂功效显著有关

茶性偏温，平素体质偏热的人应尽量少喝或改喝绿茶。

黑茶属于后发酵的茶，人们最熟悉的就是普洱茶了。普洱茶茶性温润，老少咸宜。普洱茶中茶多酚类物质的总量较高，去油腻、去脂肪、降血脂功效显著，所以平时喜欢吃肉的朋友不妨喝些普洱茶。而对过节期间吃得过饱的人，用它来消滞最好不过。普洱茶之所以能消滞，是因为它是后发酵茶，茶内单灵酸含量较高，故消滞生津及清理肠胃的作用明显。

白茶能缓解焦虑。白茶的主要功效有保护脑神经、增强记忆、减少焦虑等。此外，白茶中的茶氨酸可以中和一部分咖啡碱的作用，怕喝茶影响睡眠的人，可以喝点白茶。这种茶对于调节免疫力和降血糖都有不错的功效。

还要特别注意的是，尽管喝茶好处很多，但并非所有人都可以喝茶。比如，苦丁茶凉性偏重，最适合体质燥热者饮用，但虚寒体质的人绝对不适宜饮用此茶。身体虚弱之人不宜多喝茶，特别是患有胃溃疡的病人，茶叶中的茶碱会影响胃壁细胞分泌过多的胃酸，影响溃疡的愈合，从而加重病情。便秘的人也不宜饮茶，因为茶中的鞣酸和咖啡因等物质能减少胃肠道消化液的分泌，相反，腹泻者饮浓茶有一定的止泻效果。而有失眠症的人，午后特别是晚上不要喝茶，以免加重症状。另外，吃药后 1 小时内不要饮茶，因为茶叶的化学成分能中和某些药力，特别是吃治贫血病的药一定不要喝茶。此外，儿童和孕产妇不太适宜喝茶。因为茶叶中含有大量鞣酸，它能与人体中的钙、铁、锌等结合成不溶性物质，可能影响身体对上述元素的吸收，并妨碍胃肠道对蛋白质和脂肪的吸收。鞣酸同样也会影响孕产妇对食物中铁的吸收，可能导致贫血或营养不良，使乳汁减少。

喝茶的方法

1．喝茶的时间

喝茶的最佳时间是巳时。另外一个比较合适的时间是下午 3 时左右饮淡茶水，再度补充体内排出的水分，并使体内囤积的废物顺利排出，防止人体酸性化。另外，早晨起床后也可以饮淡茶水，补充一夜之间的水消耗；但相对而言，因为此时需要清洁肠胃和补充盐分，所以饮用白水或淡盐水更加合适。有些人有晚上（晚餐中、晚餐后或睡觉前）喝茶的习惯。因睡眠时血液浓度增高，睡前饮水可以冲淡血液，加速血液循环，因此晚上喝茶也是有益健康的。但是，由于茶有提神的作用，晚上喝茶容易引起难以入睡或失眠，如果有失眠症的人，就不要晚上喝茶了，可改饮白水。

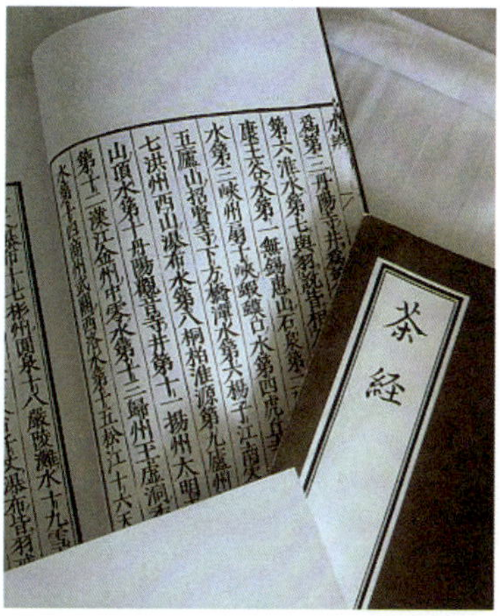

图 23 《茶经》书影

《茶经》，是中国乃至世界现存最早、最完整、最全面介绍茶的第一部专著，被誉为“茶叶百科全书”，由中国茶道的奠基人陆羽所著。此书是一部关于茶叶生产的历史、源流、现状、生产技术以及饮茶技艺、茶道原理的综合性论著，是一部划时代的茶学专著。它不仅是一部精辟的农学著作，也是一本阐述茶文化的书。它将普通茶事升格为一种美妙的文化艺能。它是中国古代专门论述茶叶的重要著作，推动了中国茶文化的发展

2．泡茶的讲究

好茶、好水、好茶具，还要掌握好的泡茶技术，才能真正得到一杯好茶。泡茶技术包括 3 个要素：茶叶用量、泡茶水温和冲泡时间。

泡茶时每次茶叶用多少，并无统一的标准，根据茶叶种类、茶具大小以及消费者的饮用习惯而定。茶叶种类繁多，茶类不同，用量各异。如冲泡一般红、绿茶，每杯放 3 克左右的干茶，加入沸水 150 ~ 200 毫升；如饮用普洱茶，每杯放 5 ~ 10 克。用茶量最多的是乌龙茶，每次投入量为茶壶的 1/2 ~ 2/3。

对于高级绿茶，特别是各种芽叶细嫩的名茶，不能用 100℃的沸水冲泡，一般以 80℃（指水烧开后再冷却）左右为宜，这样泡出的茶汤一定嫩绿明亮，滋味鲜爽，茶叶维生素 C 也较少破坏。泡饮各种花茶、红茶和中低档绿茶，则要

用 100℃的沸水冲泡，如水温低，则渗透性差，茶中有效成分浸出较少，茶味淡薄。泡饮乌龙茶、普洱茶和沱茶，每次用茶量较多，而且因茶叶较粗老，必须用100℃的滚开水冲泡。有时，为了保持和提高水温，还要在冲泡前用开水烫热茶具，冲泡后在壶外淋开水。

3．一杯茶该泡几次

茶叶的耐泡程度除与嫩度有关外，主要决定于茶叶加工的方法。初制过程中把茶叶切碎，茶汁就容易冲泡出来，粗、老、完整的茶叶，茶汁冲泡出来的速度就慢。

无论什么茶，第一次冲泡，浸出的量占可溶物总量的 50%～55%；第二次冲泡一般约占 30%；第三次为 10%左右；第四次只有 1%～3%了。从其营养成分（茶叶中的维生素和氨基酸）看，第一次冲泡就有 80%的量被浸出，第二次冲泡时约 15%，第三次冲泡后，基本全部浸出。茶香气和滋味，一泡茶香气浓郁，滋味鲜爽；二泡茶虽浓郁，但味鲜爽不如前；三泡茶香气和滋味已淡乏；若再经冲泡则无滋味。

一般的红茶、绿茶和花茶，冲泡以 3 次为宜。乌龙茶在冲泡时投叶量大，茶叶粗老，可以多冲泡几次。以红碎茶为原料加工成的袋泡茶，通常适宜一次性冲泡。一杯茶从早泡到晚的做法不可取。茶叶经过多次冲泡，能使一些难溶的有害物质（如某些极微量的残留农药）逐渐浸出，对人体有害。

上午茶的一个重要目的是顺应脾经当值、人体消化吸收功能比较旺盛的特点。因此，如果你觉得肚子饿，喝茶的时候可以适当配一些小点心或零食。当然，一定要少，点到即止。否则，如果大吃大喝，就事与愿违了。

中药健身茶

日常说的喝茶有狭义和广义之分。狭义的喝茶就是指用茶叶泡水喝，广义的喝茶则一般把用东西泡水喝都叫做喝茶。中药中有很多品种味道淡雅、可口，又有较好的防病治病效果，可以泡水来喝，叫做中药健身茶。上午茶除了可饮上述狭义的茶，也可根据个人的体质特点或患病情况，有目的地饮中药健身茶。以下介绍几款常用的中药健身茶。

1．苦瓜茶

鲜苦瓜 50 克，绿茶 10 克。将鲜苦瓜上端切开、去瓤，装入绿茶。把瓜挂在通风的地方阴干，然后将外部洗净、擦干，连同茶叶切碎、混匀。每次取 10 克，放入茶杯中，用开水冲泡。盖严温浸半个小时。

功用：清热解暑利尿。暑热天时，随意饮用，可防暑清热、除烦解渴、利小便。

2．姜糖苏叶饮

生姜 6 克，紫苏叶 3 克，红糖适量。将生姜切丝、紫苏叶捣碎，和红糖一起放入茶杯中，用开水冲泡，温浸 10 ~ 15 分钟。

功用：在天寒时随意饮用。或用于风寒感冒，胃寒呕逆，泄泻，腹胀疼痛，以及因吃鱼虾所致的轻微食物中毒。

3．浮小麦饮

浮小麦 30 克，红枣 10 克。将浮小麦、红枣洗净后放入沙锅内，加水适量，煎汤。

功用：随意饮用。有益气固表之效。适用于卫气不足、肌表不固，或心阴亏损、心液外泄所致的自汗、盗汗等症。

4．蜂蜜决明茶

生决明子 20 克，蜂蜜适量。将决明子捣碎，加水煎煮 5 分钟，冲入蜂蜜搅匀。

功用：有润肠通便功效。适用于肠燥便秘。

5．山楂麦芽茶

山楂 10 克，生麦芽 10 克。将山楂洗净、切片，和麦芽一同放入杯中，倒入开水冲泡，加盖温浸 30 分钟。

功用：消食化滞。因饮食不节伤食后饮用，尤适用于肉食、乳食积滞所导致的食少、脘腹胀闷、恶心等症。

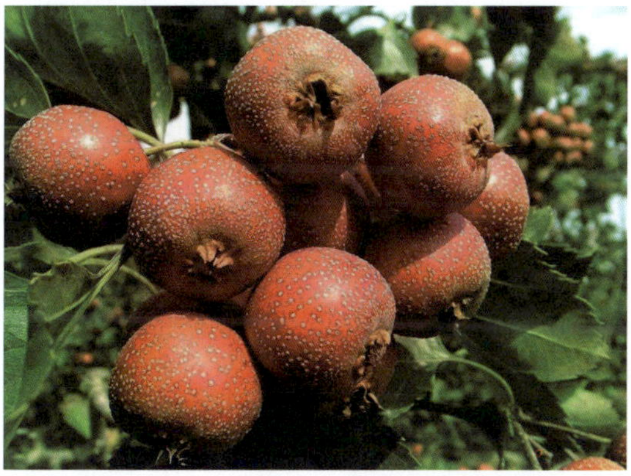

图 24　山楂果

山楂，中药名，即植物山楂的果实。中医学认为其味酸、甘，性微温，归脾、胃、肝经。功效开胃消食、化滞消积、活血散瘀、化痰行气。主治肉食滞积、癥瘕积聚、腹胀痞满、瘀阻腹痛、痰饮、泄泻、肠风下血等。现代药物学研究也发现山楂有很好的药用价值，有降低血压和胆固醇、软化血管及利尿和镇静作用；还有防治动脉硬化，防衰老、抗癌的作用

6．橘枣饮

大红枣 10 枚，鲜橘皮 10 克。

将红枣用锅炒焦，再和鲜橘皮一同放入杯中，用开水冲泡，温浸 10 分钟。

功用：有和中健脾功效。平时随意饮用可健脾消滞、增加食欲，尤其适用于食欲不振、消化不良等症。

7．荷叶减肥茶

荷叶 60 克，生山楂 10 克，生薏苡仁 10 克，橘皮 5 克。将鲜嫩荷叶洗净晒干，研为细末。其余诸料晒干，也研为细末，将所有细末混合均匀，放入杯中，用开水冲泡，加盖温浸 30 分钟，即成。

功用：有理气化滞、消脂减肥之效。平时随时饮用，适用于单纯性肥胖、高血脂等症。

8．龙眼酸枣仁饮

龙眼肉 15 克，酸枣仁 10 克，白糖适量。将龙眼肉、酸枣仁加水一同煎煮，去渣取汁，再加入白糖，煮沸即成。

功用：有养心安神之用。日常随意饮用，适用于失眠、多梦、健忘等心神不宁证。

9．菊花绿茶饮

菊花 3 克，槐花 3 克，绿茶 3 克。将菊花、槐花、绿茶放入瓷杯中，用开水冲泡，加盖温浸 5 ~ 10 分钟，即成。

功用：有疏风清热之功。日常随意饮用，适用于肝阳上亢所致的头痛目胀、眩晕耳鸣、心中烦热、口渴易怒等症，亦可用于高血压肝阳上亢型的辅助治疗。

缓解压力

中医学认为“脾主思”，意思是说，思考这种心理功能是由脾来管理的。巳时脾经当值，脾的气血运行活跃，此时最适合进行思考活动，学生学习、脑力劳动者工作在这个时辰效率最高。因此，应该学会把最繁重的学习、工作任务安排在这个时辰进行。

但是，中医学同时也认为“思伤脾”，正是因为思考是脾的功能，所以如果思虑过度，首先伤害的也是脾，因此从养生的角度讲，还要注意掌握思考的“度”，不要思虑过度。

现代人都抱怨自己压力大。那么，什么是压力呢？从心理学的角度通俗点讲，压力就是未完成的心理任务。也就是说，有一件事情你必须完成，而此时还没有完成，那么这件事搁在你心里，就形成了压力。现代社会生活速度加快，人们每天要面临许许多多需要处理的问题，就要承受很大的压力，而要解决这些问题，化解这些压力，就必须要动脑筋思考，所以现代人更容易思虑过度而造成对脾的伤害。

对于上班族来说，思伤脾的事更容易发生在巳时。现在一般城市的上班时间都是八九点，上班一族一进办公室，就要面对一整天的任务，这样一来，事实上是把一整天的任务都放在了心头，脑子里要想很多事，因而此时的压力也是一天中最大的，对脾的影响也最大，最易发生思伤脾的问题。

正因为这样，所以巳时养生的一个重要方面，还在于调节心理，缓解压力。

那么，从中医学的角度看，如何缓解压力呢？最关键是要养“静”。

静坐

中医非常崇尚“静”，认为静是身心健康的关键所在。《黄帝内经》说：“静则神藏，躁着消亡。”“静”主要指内心的一种平静状态；“躁”是内心一种烦躁不宁、焦虑不安的情绪状态。中医认为“躁”对人身体健康的伤害是极大的。“躁则消亡”，意思是说，烦躁的情绪会消耗人体内的气血。中医学的这一观点和现代医学是一致的。近年来的研究越来越注意到一种特别的情绪状态——焦虑，发现它同许多种心理疾病和身体疾病都有密切关系。而“焦虑”和中医学所说的“躁”正是同一回事。

焦虑和压力有着非常密切的关系。

现代医学和心理学开始关注并研究焦虑是近一个世纪内的事，而早在两千多年前，中医学就已经注意到了焦虑，并充分认识到了它对身心健康的危害性和它的作用原理，而且寻找到了克服焦虑的有效方法。

这个方法的秘诀就是“以静制躁”，即用清静之心来取代焦虑。“静”和“躁”水火不容，静既是战胜焦虑的手段，也是中医养心要达到的目的。内心中多一分静，就会少一分躁，当内心完全获得安静时，焦虑也就被彻底战胜了。那么，如

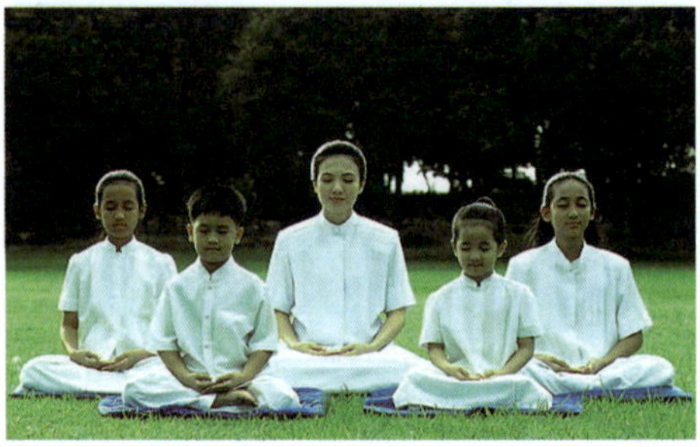

图 25　静坐

何做到这一点呢？一个非常有效的方法就是——静坐。

静坐是一种古老的东方养生术。静坐也称打坐，佛家称“坐禅”。中国传统的儒家、佛家、医家都非常重视静坐，把它当做一种修身养性的重要方法。各家静坐之法虽不同，但基本原理和要领是一样的。下面，就教你一种最基本的静坐法。

第一步：安坐。在一安静之处，室内或室外均可，衣服穿着尽量舒服适宜。找一平坦的地方，地板、床上、石头或地上均可，若在地上最好垫一软垫以防着凉。坐下来，双腿自然相盘，交叉或上下叠放均可，以舒适为宜。腰挺直，肩膀放平，头颈亦挺直，下颌微含。双臂自然下垂，双手手心朝上，自然叠放于小腹前。

第二步：调呼吸。坐好后，合上双眼，调整呼吸。用深呼吸法，即缓慢而轻柔地吸气，直到无法再吸入时稍事停顿，然后再慢慢地呼出，直到无法呼出时再稍事停顿，然后再开始吸。如果为初学，可配合使用暗示法，即想像自己的鼻孔前有一根极细的羊毛，然后尽量让自己呼吸的空气不要吹动这根毛，即让它始终保持静立不动。

第三步：放松。感觉呼吸基本平顺时，开始放松身体，即让自己全身的肌肉和关节处于放松状态。如一时难以做到，或是初习静坐，可用暗示法，即意念按顺序分别集中在头、颈、肩、背、腰、臂、大腿、小腿，想像这些地方像一团棉花，越来越松软，最后想像自己整个身体都变成了一团云，漂浮在空中。

第四步：入静。努力清空自己脑子里的东西，即让自己什么也不想。如一时难以做到，可辅助以意念法。即心中默想自己的丹田位置（小腹肚脐下两寸处），或默想天空中挂着一轮明月，或想像心中有一朵莲花，正在慢慢地一点点开放。慢慢地，你就就会感觉到自己头脑里各种各样杂乱的思绪都烟消云散，脑海里如晴朗的夜空，一片澄彻，内心的烦躁也没有了，变得平静而安详，周围环境变得好像远离了自己，周围的一切东西都似乎同自己没有关系，自己好像处于一片虚空中，同整个宇宙合二为一，溶化于其中——如果你感觉自己已经处于这种状态，说明你已经入静了。静坐的目的就是要达到这种状态。

静坐的时间可长可短，短则十来分钟，长则几个小时，都可以。静坐的作用有长期，也有短期。短期的作用在于可以迅速缓解你的紧张焦虑情绪。当你感觉自己变得焦躁不安时，马上坐下来（当然是在条件许可时），闭目息神，调整呼吸进入静坐状态，过不久，你的焦虑情绪就会得以缓解。而长期的作用在于提高你控制情绪的能力和改善生理机能。长期坚持进行静坐练习，可以使你的气血运行状况和脏腑机能变得更加良好，心态更稳定，情绪更平和，总之大大有益于身心健康。

执敬涵养

也许有人会说，现代社会生活节奏这么快，每天都有做不完的事情，哪有时间静坐呢。的确，人们在做事情的时候不可能静坐，但是，却依然可以保持“静”的心态。

人在做事的时候的确很难保持内心的平静，现代社会特别是在城市里更是如此。绝大部分的人从一起床，内心就开始躁动不安了：匆匆忙忙地洗漱，匆匆忙忙地吃早餐，因为怕迟到。上了班马上开始做第一件事，一边做一边想着“赶快做完”“赶快做完”，因为第二件事、第三件事、第四件事早就等在那里了。

是不是在忙碌中人的内心就不能保持清静呢？不是的。你别忘了，所谓执敬涵养，就是要在做事的过程中始终坚持“敬”的态度，从而达到涵养精神的目的。那么，什么是“敬”呢？“敬”同我们现在经常用的尊敬、崇敬、敬爱等差不多。大家想一下，在日常生活中，对一个我们所尊敬、崇敬的人，我们会用什么样的态度对待他？肯定是非常慎重的，深怕有什么闪失，出什么差错；肯定是非常用心，全情投入的，全部感情和注意力都集中在他身上，不会三心二意，也不会敷衍应付。“执敬涵养”就是要求一个人在做每一件事（即使是吃饭穿衣、洒水扫地这样的日常小事）时，都要用这种“敬”的态度去对待，做到全情投入、认真慎重。

当你真正用“敬”的态度做事时，你会发现你的心理状态会发生一些微妙的变化。由于你的注意力完全关注在眼前的这件事上，你暂时会把其他事抛在一边，你的心情变得平静起来，不再烦躁不安了。由于你的全部精神都沉浸在眼前的事情之中，你会和它完全融合在一起，而这种融合会让你体验到一种特别令人着迷的难以言传的快乐。如果你有过完全沉浸在欣赏一支美妙的乐曲，或者是陶醉在一场精彩的体育比赛中的经验，你可能更容易理解那种快乐是一种什么样的感觉。

你现在可以想像一下你在这种态度下的生活：当你起床穿衣时，就全心全意地穿衣，洗脸时就全心全意地洗脸，不要想什么上班。处理文件时就认认真真地处理文件，不要想再过半个小时要见客户。会见客户时，就一心一意地同客户谈话，不要惦记等一会还要开会。这样一来，你就不仅会发现自己的工作效率提高了许多，而且会感觉到你的心境变得平静而从容不迫，原先感觉枯燥乏味的工作现在变得有意思多了。你不仅能在工作中而且能在穿衣洗脸吃饭这样的小事中体会到一种快乐。——你的生活会变得完全不同。

古代的中国儒家把“静坐”和“执敬涵养”当做修身养性最重要也最为常用的方法，讲究无事清闲时用“静坐”，有事做事时用“执敬”，而且要求君子随时随地都要修炼，不能须臾相离，日久天长，精神境界会大大改变。这一经验同样值得今天的人借鉴使用。

减压五招

除上述办法外，再教你5个妙招。当你感到压力较大、心中焦虑不安时，不妨根据自己的实际情况，灵活选择使用。

1．冷水疗法。用凉水洗额头，洗完后头脑会清醒一些。

2．闭目养神。有人做过这样的尝试，闭目养神时想像自己在看大海。一排一排的海浪打过来，远处海鸥鸣叫着，白帆点点，海天交界处一片茫茫。当你在疲惫之极的时候能够产生这样的想像，就能使自己得到彻底的放松。可以在座位旁贴一两张漂亮的图画，或是引起愉快思绪的照片。

3．做深呼吸。把精神集中在你的胸腹部，慢慢地吸气、呼气，好像锻炼你的肺活量一样。

4．爬楼梯。出去爬几趟楼梯，会使你受益匪浅。如果你不好意思无事乱跑，就拿一本公文夹爬楼梯。人们看到你匆匆上下的身影，会赞美你的敬业精神。

5．音乐疗法。音乐具有安定情绪和抚慰的功效，想尽情地发泄一番吗？那就听一听摇滚乐吧；如只想理清一下情绪，古典音乐是最好的选择。在音乐中闭目养神，能够使人修炼到人和音乐合一的最高境界，从而达到减压的目的。建议你在办公室准备几张自己喜欢的 CD，不过千万记住要带上耳机，不要影响其他的同事工作或休息。

恬淡虚无

在中医学看来，“静心”不仅仅是一种心理调节的技巧，或者一种临时性的心理状态，更是一种人生态度或精神境界，人本来就应该以这样一种状态活着。人只有进入这种境界才能真正做到“静”，也就是说，这才是减除压力的最根本途径。中医学认为，这种境界正是身心健康和长寿的关键所在。

中医学中有一个非常著名的词来描述这种状态，那就是——“恬淡虚无”。

“恬淡虚无”的意思就是要保持平静淡泊的心态。

中医学受中国传统道家思想的影响甚深。道家认为，“虚”是宇宙的最佳状态。天是虚空的，所以能包容万物，容器是虚空的，所以能装东西。人心也应是虚空的，才能容纳各种思想和情感。那么，人心如何才能做到“虚”呢？就是不要让欲望执着在外在的事物上。欲望执着在金钱上，心里就只装着金钱；执着在名誉上，心里就只装着名誉；执着在美色上，心里就只装着美色。一旦装了东西（“有”）心就变满了，变“实”了，就会失去其应有的轻松自由，生出很多烦恼。相反，如果善于控制自己的欲望，对各种诱惑都看“淡”些，让心里不要装满东西（“无”），使其始终保持一种“虚”的状态，那么，内心就会呈现一种平静（“恬”）的状态，那是一种真正的轻松自由。心理健康就是要达到这样一种状态。

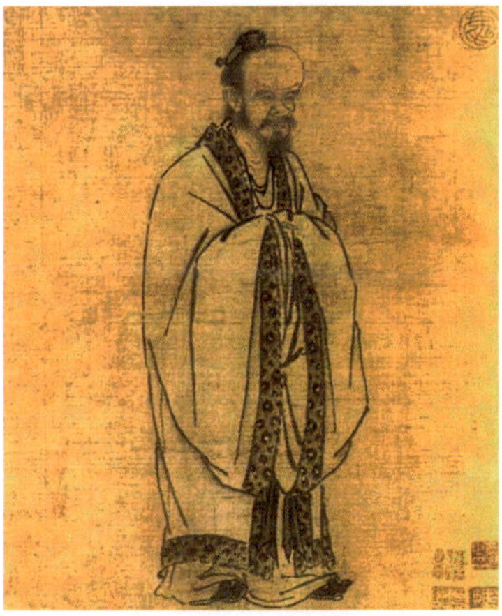

图 26　老子像

老子是道家思想的创始人。中医学受中国传统道家思想的影响甚深。中医学的许多理论发源于道家，中医的养生思想也同道家的观点非常接近

在日常生活中，我们也有类似的经验：欲望愈高的人，愈容易自寻烦恼；奢望愈大的人，愈容易挫折缠身。而反过来，欲望不高，则更容易产生满足感和幸福感。物质上的清贫，可以拥有精神之乐；欲望上的清贫，可以舍去清贫之苦。清心寡欲是一种境界。现代心理学同样发现，心理偏差同欲望过高的确有着密切关系。较低的欲望更有益于身心健康。

随着社会发展，竞争日益激烈，有人认为恬淡虚无、与世无争的心境不再适合时代的需要了。这话看似有些道理，其实则不然。时代再如何变迁，人的健康长寿、生活愉悦永远是人类共同追求的理想，养生也同样不会随时代的变迁而褪色。社会竞争激烈，生存环境严峻了，我们更要注重保养身体。所以，要想有效控制欲望，做到恬淡虚无，关键在于树立生命第一、健康第一的观念。如果一个人能把身体健康看得比升官发财重要，他自然就能做到恬淡虚无了。

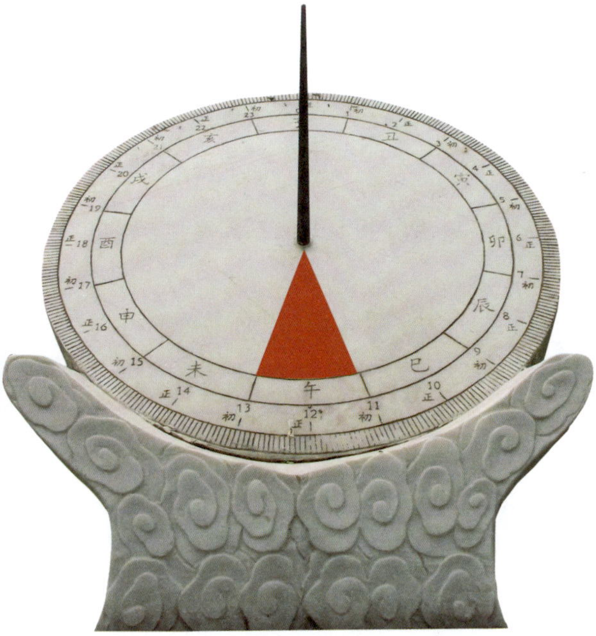

4 午时：呵护心气

午时是上午 11：00 至下午 13：00。

此时，在大自然是一天之中阳气最盛的时候，太阳升到了天空的正中，艳阳高照，是一天中最温暖的时候。但俗话说“物极必反”，阳气最盛的时候，也就是阳气的力量走到了尽头的时候，意味着衰落的开始。与大自然的这种状况相适应，人体内部同样也是阳气到达了顶峰，并开始走向衰退。人在正午的时候都比较容易犯困，就是阳气衰退的表现。

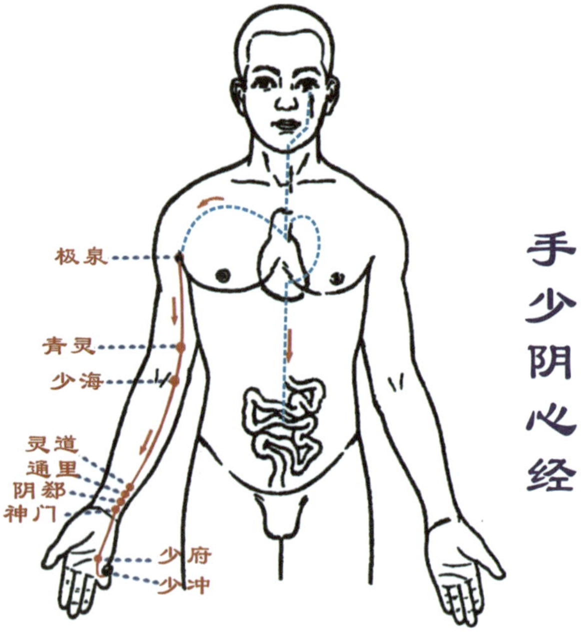

图 27　手少阴心经

从子午流注的角度看，此时是心经当值，心的气血运行较活跃，心的功能到达巅峰。同样“物极必反”，此时，心的气血运行事实上已经达到极限，心的功能此时最易受到损伤。

基于以上原因，午时养生的关键在于及时补充气血，同时注意保护好心气，保障心的正常运作。

午餐

经过一上午的活动，特别是经过巳时脾经强大的运化作用，早餐提供的能量基本使用完了，此时，必须再次给身体补充能量，那就要进行一个重要活动——午餐。

“午餐宜饱”有讲究

关于午餐，从养生的角度讲，最基本的要领就是“午餐要吃饱”，也就是要吃得比早上和晚上多一些。

但是，吃饱并不是说没有限制，把肚子填得满满的，吃得越多越好。饱是相对而言，不可绝对。其实，中医家和养生家从来都不主张吃饭过饱。如《诸病源候论》说：“饮食过饱，则脾不能磨消，令人气急烦闷，眠卧不安。”孙思邈也曾明确说过“食不可过饱”，“饮食过多，则结积聚”，指出吃得太饱不仅不利于健康，还会引发“积聚”等多种疾病。因此，历代医家均认为“腹八分”——即食至八分饱，才是合适的饭量。也就是说，尽管午餐宜吃饱，但最饱也仅仅是八分饱，不可过饱。

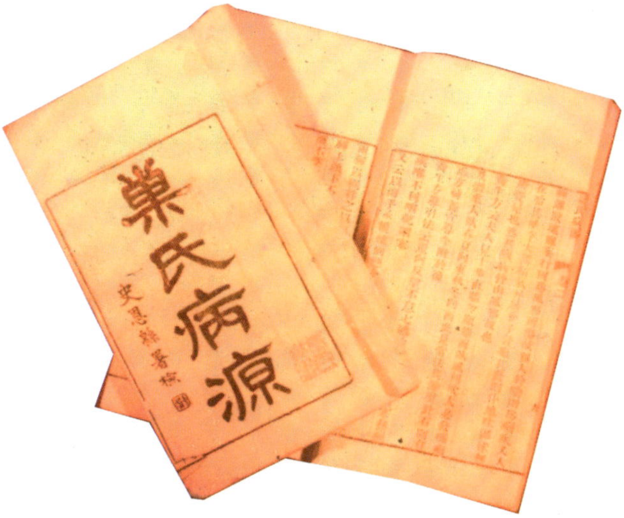

图 28　《诸病源候论》书影

中国最早的论述以内科为主各科疾病病因和证候的专著。隋代医家巢元方等著。该书总结了隋以前的医学成就，对临床各科病症进行了搜求、征集、编纂。全书分 67 门，载列证候论 1739 条。叙述了各种疾病的病因、病理、证候等

另外，“午餐宜饱”也并不是说只要把肚子填满填饱就行。其实，“吃饱”仍是以“吃好”为前提的。也就是说，我们中午既要吃好又要吃饱，在数量上可以比早餐稍多，但质量上并不下降。

可事实上，现在，午餐糊弄肚子已经成了一种普遍的现象。不管是写字楼里时间比较紧张的工作人士，还是已经退休在家的中老年朋友，都存在这种情况。上班工作者大多是因为时间紧，就从家里带点饭，或是在单位附近草草吃点快餐应付一下，填饱肚子就行。而已经退休的中老年人，因为中午的时候儿孙都不在家吃饭，所以很多也是吃点儿馒头咸菜或剩菜剩饭了事，晚上再弄出一桌丰盛的晚餐来和孩子们一起吃。这样做对身体是非常不利的，会造成很多隐患：

一是厌食。很多人对午餐没什么食欲，每天虽然到了餐饮时间却提不起兴趣吃饭。其实他们并不是忙得没了食欲，而是午餐的“游击战”让他们丧失了胃口，天天都糊弄，胃自然就不高兴了。

二是容易发胖。午餐吃得过于简单，通常会在下午感到非常饿，从而到晚餐时恶补一番。晚餐吃得太好，经过一晚的屯积，更容易发胖。

三是易导致胃病。很多人工作几年后，胃就不知不觉出了问题。多数人认为这是因为自己的社交应酬多、饮酒过量造成的。其实不全是，午餐的马虎和不规律也是引起胃病的重要原因。

四是引起下午精力不济。午餐是我们一日三餐中具有战略地位的一顿饭。首先，从最简单的角度来说，我们身体的气血经过了一个上午的劳作和消耗，非常需要得到及时良好的补充，而整个下午的精力也都要靠中午这顿饭的能量来供应，中午这顿饭承担着承上启下的重任。其次，也是更重要的，下午 1 ～ 3 点小肠经当值。而小肠的主要任务又是负责消化吸收，只有午饭吃好吃饱，小肠才有东西可吸收，处于最佳运行时机的小肠经才能得到足够的气血补充，从而发挥更好的作用。很多人可能都有这种体会，午餐要是随便打发的话，下午就会饿得很快，然后就无法集中精力了，工作和学习的效率也就随之大打折扣，这其实是气血不足的一种表现。所以，如果午餐没吃好，不仅会导致整个下午人体的活动缺乏能量，还会导致小肠经的运行缺少气血，对身体的危害是很严重的。

吃好快餐的五个原则

午餐怎样吃才对呢？

其实，从中医养生的角度看，也不外注意节制和因人、因时、因地制宜，相关的内容在本书讲早餐的部分已经讲过，读者可参考。不过，因为现在相当多的人，特别是上班一族午餐主要通过快餐解决，所以有必要谈谈快餐的注意事项。

当下流行的快餐食品在营养成分上大都具有高油脂、高盐分、高糖分的特点，特别是饮品大都是高糖类制品，更令食物糖分含量特高；另外，味浓是快餐的特征，制作中使用大量调味剂和人工添加剂，食物纤维含量低，令进食速度较快，人们进食过程不用太多的咀嚼，入口便吞下，使人吃得快、吃得多。这就使快餐食品产生以下几个缺点：一是营养供应有欠均衡。只注重肉类、糖类及油脂类供应，缺乏了蔬菜、水果、纤维质等。维生素及矿物质等也比较缺乏，所以会导致营养失衡。二是热量供应过量。快餐以油脂及高糖类物质为主。而油多如果又是动物性的，就含有太多的饱和脂肪，容易导致胆固醇过高，危害心脏健康。三是盐分供应太多。快餐的调味料大都是很浓的，含有大量的盐分，对心脏、血管及肾脏都无益处，长久食用的话，身体健康肯定受损。

因此，从养生的角度讲，建议大家在食用快餐时注意以下 5 点：

(1)选择尽量要均衡。快餐其实有很多形式，进食时要考虑其中的肉类、淀粉类、蔬菜水果类及乳类制品搭配均衡。

(2) 不要选多油和太甜的食物。多油、太甜的食物要适可而止，不宜大量进食，否则会摄取过高的热量，危害身体健康。

(3) 不要选用口味过重的食物。中医学历来讲究饮食宜清淡，认为滋味厚腻会对人体脏腑气血产生非常不利的影响。

(4) 吃快餐要适可而止。快餐可以解决每日的一餐膳食，但其余的餐数应该进食正常饮食，以补充快餐的不足。

(5) 要加吃水果。中医学认为“五果为助”，水果是饮食中不可缺少的种类。但当下流行的快餐中，大都比较缺乏水果，因此，可以考虑在餐前或餐后 1 小时吃 1 个水果。

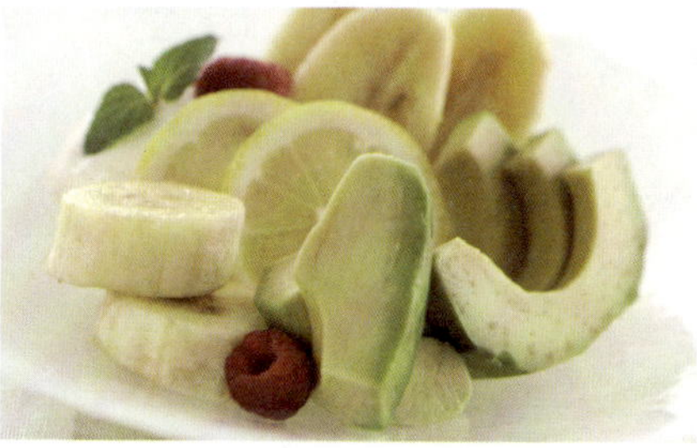

图 29　水果是午餐的必备

用餐保健

中医对用好午餐非常讲究，不仅重视吃什么，还重视怎么吃，即用餐的方法和餐后的保健，最重要的有以下几条。

1．饮食时必须保持心情愉快、精神专注

中医学认为，饮食前后保持平静愉快的心情有利于消化功能正常运行，对健康有重要意义。《素问 · 举痛论》说：“怒则气上，喜则气缓，悲则气消，恐则气下，惊则气乱，思则气结”，明确指出各种精神活动会使得人体内的气血运行发生各

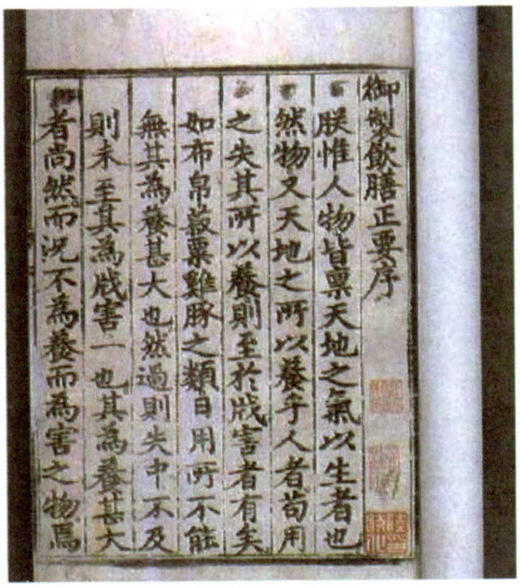

御製飲膳正要序
朕惟人物皆稟天地之氣以生者也然物又天地之所以養乎人者苟用之失其所以養則至於戕害者有矣如布帛菽粟雞豚之類日用所不能無其爲養甚大也然過則失中不及則未至其爲戕害一也其爲養甚大者尚然而況不爲養而爲害之物焉

图 30 《饮膳正要》书影

《饮膳正要》为元代饮膳太医忽思慧所撰，该书是一部古代营养学专著，著成于元朝天历三年（公元1330年），全书共三卷。卷一讲的是诸般禁忌，聚珍品撰。卷二讲的是诸般汤煎，食疗诸病及食物相反中毒等。卷三讲的是米谷品、兽品、禽品、鱼品、果菜品和料物等

种各样不良的变化。人对食物正常的摄入、消化和吸收，有赖于脾胃正常的气血运行。因此，如果人在饮食过程中出现各种各样的情绪，自然就会影响到脾胃功能。元代医家忽思慧在《饮膳正要》中说“薄滋味，省思考，节嗜欲，戒喜怒”，用现代的话说，就是要求吃东西味道要清淡，吃饭时要尽量少思考问题，对特别喜欢的食物或味道要节制，坚决不要太高兴或发怒。清代养生家李渔就明确地说：“怒时食物易下而难消，哀时食物难消亦难下。”

值得一提的是，中医学还认为音乐对于脾胃的消化吸收功能有很好的作用。《寿世保元》说“脾好音声，闻声即动而磨食”，意思是说，人的脾听到音乐后就会动起来，消化食物。所以，在进食时，最好放一些柔和清悦的背景音乐，可以令人心情愉快，促进消化功能，有利于身体健康。

2．餐后洁齿

唐代中医大家孙思邈说：“食毕当漱口，令人牙齿不败。”元代养生家忽思慧也说：“凡食讫，温水漱口，令人无齿疾口臭。”两人都明确地指出在吃完饭后要漱口，防治牙齿损坏。这一观点同现代医学的观点是不谋而合的。现代医学非常重视口腔卫生，认为进食后口腔内容易残留一些食物残渣，不及时清除会导致细菌繁殖，造成口臭，甚至发生龋齿、牙周病。中国古人还特别重视用茶水来漱口。宋代大文豪苏轼就提出过“茶漱说”，主张用浓茶漱口，可以烦腻皆除，而脾胃不损，牙齿也会因此而坚固。

3．餐后散步

中医认为人体气血运行贵在流畅，而吃饭后，特别是过于饱胀时，气血运行就郁阻在脾胃，久而久之，就会引起许多疾病，正如《太清道林摄生论》所说“饱

食即卧生百病”。因此，中医学主张饭后一定要稍事运动，使气血周流。而饭后运动最简便的办法就是散步。中国民间谚语曰“饭后百步走，能活九十九”，也是非常符合中医学的养生道理的。中医学家孙思邈更说明了饭后散步的具体办法：“中食后，还以热手摩腹，行一二百步，缓缓行勿令气泄”，即饭后散步要一边走一边用搓热的手掌在腹部轻轻按摩，大概行走一两百步，而且要注意，行走不可太急，要缓慢进行，以不引起气促为宜。

午睡

午时，人体中的阳气到达最旺盛的顶点。但就像海浪扑到沙滩最远处的时候，就是它力量用尽、即将退却的时候一样，人体阳气运行到午时，就是它力量到了尽头、即将衰退的时候。一般人在中午都会有疲倦感，就是因为这个原因。那么，从养生的角度看，这个时候人最应该做的事，就是顺应人体的这一规律，稍事休息一下，让衰竭的阳气得到适当补充。如果此时不休息，而是继续工作，就相当于强行消耗更多的阳气，人体没有时间补充阳气，就会导致整个下午甚至直到晚上都会无精打采、容易疲劳，长期如此，就会导致心血损耗，对健康是非常不利的。

许多人都有中午疲倦的烦恼。英国学者就这一现象进行研究，发现每日午后小睡 10 分钟就可以消除困乏，其效果比夜间多睡两个小时好得多。据有关媒体报道，近年来，德国越来越多的上班族有了午间在办公室休息的习惯。午睡不仅能提高工作效率还能预防冠心病。据医学家研究观察，每天午睡 30 分钟，可使体内激素分泌更趋平衡，使冠心病发病率减少 30%。研究者认为，地中海各国冠心病发病率较低与午睡习惯是分不开的。而北欧、北美国家冠心病发病率高，其原因之一就是缺乏午睡。

因此，从养生的角度看，一定要养成午睡的习惯。

睡好午觉的五个要点

不过午觉和晚觉毕竟不同，用睡晚觉的方式睡午觉是不对的。那么该如何睡好午觉呢？从养生的角度看，关键是注意好以下几点。

1．不要饭后即睡

刚吃了午饭，胃内充满了食物，消化功能处于运动状态，如这时午睡会影响胃肠道的消化，不利于食物吸收，长期这样会引起胃病；同时，也影响午睡的质量。因此，午饭后可以适当地活动一下，再去午休。

近年来，有学者提出改饭后午睡为饭前午睡。因为，传统的饭后午睡，饱胀难眠，影响午睡的质量，醒来后反而觉得头昏脑胀、四肢乏力、周身酸懒，给下午的工作和学习带来不利影响。有研究认为：饭前午睡半小时，比饭后午睡 2 小时更能有效消除疲劳，并可大大提高下午的工作与学习效率。饭前午睡的方法，是下班或放学之后，吃点水果，或喝杯牛奶，随即午睡半小时，再起床就餐。

2．注意睡的姿势

正确的姿势是将裤带放松，便于胃肠的蠕动，有助于消化。有条件的要尽量躺在椅子（或沙发）上，睡姿应取头高脚低、右侧卧位，这样可以减少对心脏的压力，防止打鼾。如条件不允许，趴坐在桌子上午睡的话，最好拿个软而有一定高度的东西垫在胳膊下，这样可以减小挤压，比较容易入睡。

3．午睡时应避免受较强的外界刺激

因入睡后肌肉松弛、毛细血管扩张、汗孔张大，易患感冒或其他疾病，故应注意免受风寒。

4．时间不宜过长

午睡以 10 ～ 30 分钟为宜，最多亦不要超过 1 个小时。倘若一时睡不着也不要紧，闭上眼睛，摒弃杂念，静卧半小时，亦能收到午休的效果。研究认为，人的睡眠分浅睡眠和深睡眠两个阶段，二者周期性循环交替。一般人在入睡超过 30 分钟后，便由浅睡眠进入深睡眠阶段，这时大脑各中枢神经的抑制过程加深，脑组织中许多的毛细血管暂时关闭，流经脑组织的血液相对减少，体内代谢过程逐渐减少，若在此时醒来，就会感到周身不舒服而更加困倦。这种症状短则十多分钟，长则半个多小时才能消失。这一症状是上床午睡最大的缺点。因为在床上午睡，一般人都会不可避免地进入深睡眠，导致午睡时间过长。这样起床后会感到周身不舒服、头昏眼花，很长一段时间都不能集中注意力工作或学习，反而影响了下午的工作和学习效率。而且，上床午睡往往需要较长的时间才能入睡，无形

中增加了心中的焦虑。更有甚者，由于中午午睡时间太长，到了晚上反而睡不着，严重的会导致失眠，这样一来又会影响第二天的工作和学习效率，久而久之，会形成一种恶性循环，破坏人体正常的生物节律。

5．醒来后要慢慢适应

午睡醒来后，不宜马上站起身，应慢慢坐起来，活动活动，过几分钟再进入工作状态。《老老恒言》还特别指出，午休醒后，最好用热水洗一下脸，“以热水洗面，则眼光倍爽”。你还可以重新泡杯茶，或者冲一杯咖啡提提神。注意此时尽量不要饮用含有糖分的饮料，否则糖分会使你的午睡事倍功半，引起疲劳倦怠的感觉。

另外还必须指出的一点是，需不需要午睡和个人自身的体质、睡眠状态、年龄和有无疾病等条件密切相关。失眠者最好不要午睡，因为这可能会加剧失眠，打乱健康的生物节律。凡是平素睡眠不足以及体弱多病的人都该午睡；对从事脑力劳动的人和中小学生而言，午睡更值得提倡。睡眠质量差的老人也能通过午睡让大脑得到真正的休息。对于不习惯午睡的人来说，如果强制午睡往往会适得其反，产生头昏脑涨的感觉。因为人在毫无睡意的情况下强行睡眠，就会越睡头越昏。

午觉前的养生功

午觉的目的在于养护身体内的阳气，特别是养护心阳。而养心的要领在于“静”，若能内心清净，则心自得护养。因此，要养护心阳，除了睡好午觉外，若时间充足，不妨做一下静坐（见前述内容），而且最好是在午觉前做。静坐的养心作用是非常明显的，有些人，特别是上班一族，经常抱怨中午的休息时间太少，刚吃完午饭就不得不开始准备下午的工作，根本没时间午休。如果你是这种情况，我甚至建议你大可不必专门睡午觉，你只需静坐片刻，让自己闭目养神，入静一小会儿，就能马上觉得神清气爽，效果不亚于睡午觉。

若你的时间更加充足，笔者再推荐一种养生气功，你可以在午觉前练习，不仅可以达到养心的目的，还能进一步调节体内气血运行，增强体质，改善脏腑功能状况，对身体健康有非常好的作用。这种功法就是三线放松功。

三线放松功既是气功的入门功法，也是一种很好的放松身体、安静神智、养心益气的气功功法，对于以前没有练习过气功的人尤其适用。

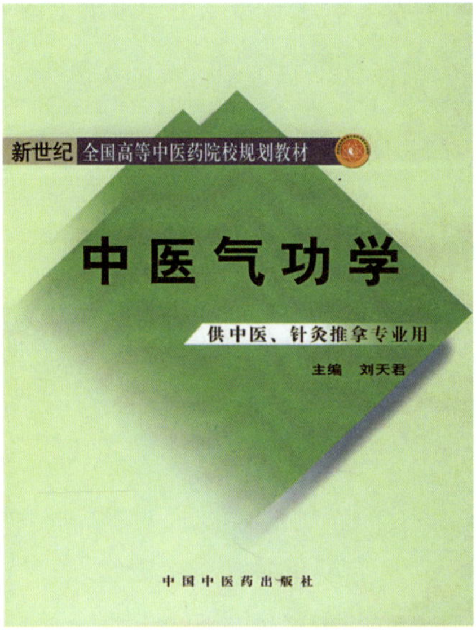

图 31　中医气功学教材

气功是中国特有的一种以调心、调息、调身为手段，以防病治病、健身延年、开发潜能为目的的身心锻炼方法，历史非常悠久。基本分两大类，一类以静为主，静立、静坐或静卧，使精神集中，并且用特殊的方式进行呼吸，促进循环、消化等系统的功能。另一类以动为主，一般用柔和的运动操、按摩等方法，坚持经常锻炼以增强体质。保健气功也是中医学的重要内容

三线放松功，顾名思义，“放松”是说此功法的目的在于通过有意识地注意身体各部位，结合默念“松”字，逐渐把身体调整得自然、轻松、舒适，以解除身心紧张状态。“三线”则是身体上的三条路线。三线放松功的具体练习方法如下。

（1）身体姿势：坐卧均可，要求身体端正、放松。

（2）调节呼吸：调节呼吸总体要求为均匀、柔细、深长，具体要与意念配合。

（3）意念调节：身体两侧、前面、后面共三条线，自上而下依次进行放松。具体如下：

第一条线：头部两侧—颈两侧—肩部—上臂—肘关节—前臂—腕关节—两手—十指

第二条线：面部—颈前—胸部—腹部—两大腿前面—膝关节—两小腿前—足背—十趾

第三条线：后脑部—后颈部—背部—腰部—两大腿后面—两膝腘窝—两小腿后—两足跟—足底

（4）具体练功法：先注意一个部位，然后默念“松”，再注意下一个部位，再默念“松”。例如先轻轻想着头两侧部，同时配合吸气，然后呼气，默念“松”并想头部两侧放松。然后再想颈部两侧，依次向下放松。

（5）采用自然呼吸，一般吸气时注意部位，呼气时默念“松”。每次按第一、第二、第三线依次放松，每放松完一条时，轻轻意守每条线末端的一个部位 1 ~ 2 分钟。一线为中指尖，二线为大足趾尖，三线为足底涌泉穴。最后可意守丹田 3 ~ 4 分钟。先注意一个部位，然后默念“松”，同时注意离开这个部位，再注意下一

个部位，再默念“松”。从第一条线开始，循序而下，待放松完第一条线后，接着做第二条线放松，再做第三条线放松。每放松完一条线，在一定部位——止息点轻轻意守一下。第一条线的止息点是中指，第二条线的止息点是大脚趾，第三条线的止息点是前脚心。当放松完三条线的一个循环后，再把注意集中在脐部（或另指定的部位）轻轻地意守该处，保持安静状态，约 3 ~ 4 分钟。一般每次练功约做两三个循环，安静一下，然后收功。

（6）注意事项：在默念“松”的时候，如果到某一部位没有松的感觉，或松的感觉体会不太明显，不必急躁，可任其自然，按着次序，继续逐个部位地放松下去并默念“松”字，快慢轻重掌握适当，要自己多体会。如用意太快太重可能会引起头部紧张；太轻太慢则容易昏沉入睡。

根据体质与病情：实证者以多放少守，虚者则反之，每次 2 ~ 3 个循环。有条件可结合放松舒缓的音乐（如太极养生音乐、流水等曲目）练习数遍。

本功法可使身心放松，注意力逐渐集中，以排除杂念，安定心神，从而调和气血、协调脏腑、疏通经络，有助于增强体质、防治疾病。习练要求不高，简单易行。

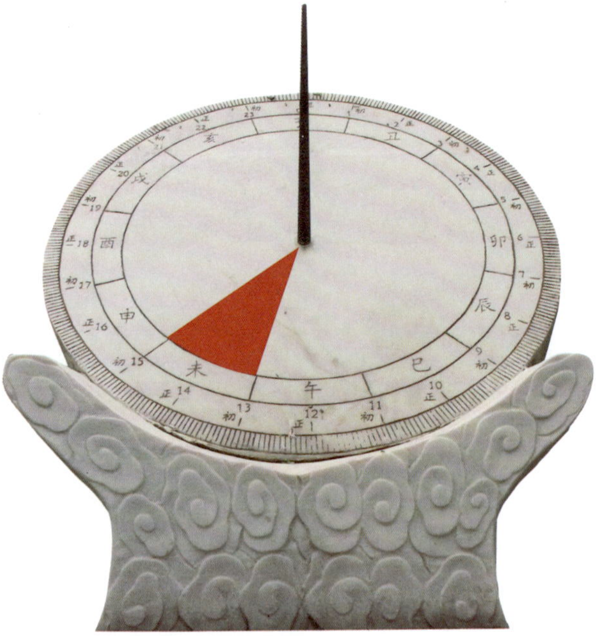

未时：补充阳气防疲劳 5

未时是下午 13：00 至 15：00。

此时，太阳向西降落，大自然阳气进一步衰退，阴气进一步增加，此时虽然整个自然环境仍然以阳气为主，但阳气明显呈现越来越弱的趋势。同大自然的这种状况相一致，此时人体内的阳气也开始走向衰落，虽然仍然有充足的精力可以应付工作和学习，但精力明显下降，更容易出现疲劳。

从子午流注的角度看，此时小肠经当值。小肠和小肠经的气血运行最活跃。小肠的功能是泌别清浊，即将午餐吃下的食物中的水分清理出来，归入膀胱，糟粕送入大肠，精华上输至脾。故午餐应在下午 1 点前吃完，这样小肠才可以在其精力最旺盛的时候吸收营养物质。

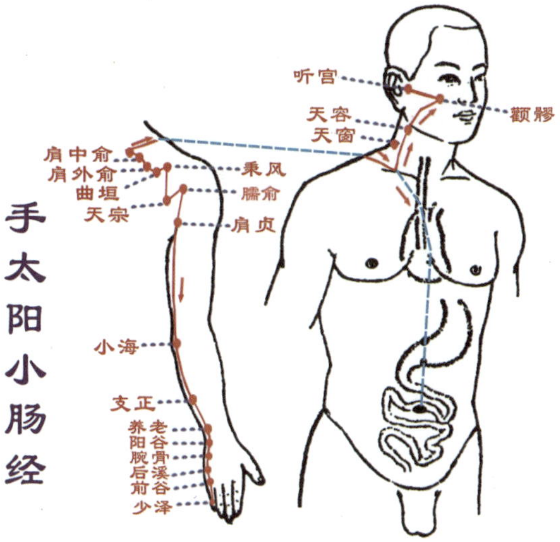

图 32　手太阳小肠经

基于以上的生理规律，未时的养生原则，是适应这一时辰的特点，养护人体精气，适当补充阳气，避免疲劳。

下午茶

近年来不少时尚的年轻人也向西方人学习，兴起了饮“下午茶”，在下午紧张的工作之余，冲一杯红茶加入牛奶、砂糖制成的香滑奶茶，既生热暖腹，又增添营养，为午后本有点疲乏的躯体注入新的能量和活力。

从养生的角度看，下午茶对健康是相当有益的。不过，从中医学理论看来，下午茶和上午茶应有所不同。上午茶的目的在于刺激脾脏的运化功能，故没有太多的讲究。而下午茶的目的主要是补充阳气防疲劳，所以要注意以下几点。

1. 多饮水，少吃点心

这是为适应未时小肠经当值的特点，饮水以增强小肠的吸收功能，同时为下一个时辰膀胱经当值，促进排尿做好准备。特别是在夏天，午时阳气最旺，对人体水分的消耗也最厉害，下午多喝水以补充水分是相当必要的。而未时人体阳气开始转弱，对食物营养的需求减少，特别是脾的运化功能也转弱，已无法消化吸收太多的食物，因此，下午茶最好不要进食，光饮茶就可以了。

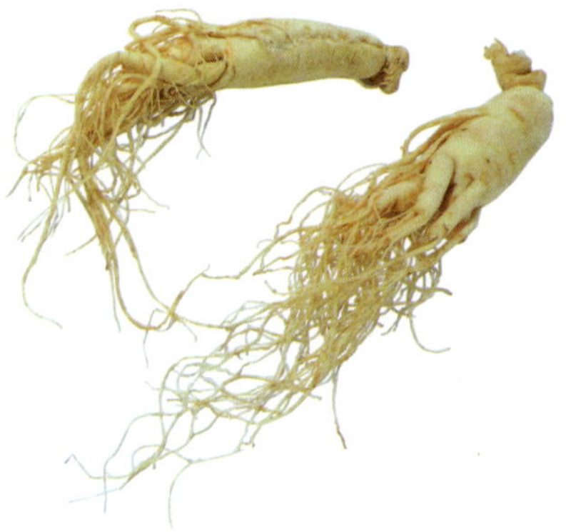

图33　人参

人参，多年生草本植物，可用作中药，性平、味甘、微苦，微温。归脾、肺经。功效大补元气，复脉固脱，补脾益肺，生津止渴，安神益智。主治各种劳伤虚损及一切气血津液不足之证，对于缓解疲劳、增强气力有较好的作用

2. 补充阳气

这是为适应未时阳气衰退的特点，尽量补充阳气，防止疲劳。茶本身就有提神的作用，对于防止疲劳很有好处。另外，对于一些平时体质就比较弱、偏于气虚体质的人来说，在下午茶中加几片人参，对于补充阳气会很有帮助。

防治疲劳

下午 3 点左右，工作了大半天的人们，更容易出现头昏脑涨、腰酸背痛、工作效率降低等问题，有人将这一现象称做“3 点综合征”。这一现象是正常的。正如前述，未时阳气转弱，所以人体容易疲劳。从养生的角度讲，此时最应该顺应身体变化的自然规律，尽量停止工作，静心养神才对。但是，当前的现实生活中，相当多的人是没有条件这么做的，因为他们在这个时候仍然不得不继续工作、学习。

不过，尽管如此，我们仍然可以尽量做一些调整，使自己的活动最大程度地满足身体运动规律，达到养生的目的。比如，对一天的工作任务，我们可以有目

的地把比较重的活儿安排在上午，比较轻的活儿安排在下午；还可以对午休和午餐重视一下，为下午恢复精力打好基础。当然，也包括在疲劳症状出现时，有针对性地进行调节。

你属于哪一种疲劳

疲劳既是多种疾病的重要信号，又是健康人劳累后出现的正常现象。这两者之间极易混淆。因此，人们有必要了解有关的常识，判断哪些疲劳是正常的生理现象，哪些则是疾病的信号。

疲劳主要分为生理性和病理性两大类。生理性疲劳又包括体力疲劳、脑力疲劳、心理（精神）疲劳和混合性疲劳 4 种。当人体进行持续长时间、大强度的体力活动时，肌肉（骨骼肌）群持久或过度收缩，在消耗肌肉内能源物质的同时，就会产生乳酸、二氧化碳和水等代谢产物。这些代谢产物（又被称为疲劳毒素）如在肌肉内堆积过多，就妨碍肌肉细胞的活动能力。疲劳毒素进入血液并运行全身，疲劳就产生了。

如果脑力活动持续时间过久，也会产生疲劳。很多人都有这样的经验：当你用心看书或演算过久时，会感到头昏脑涨，记忆力下降，思维变得迟钝了，这就是脑力疲劳。它产生的原因与体力疲劳相仿，是细胞活动所需的氧气和营养物质供不应求的结果，也是脑力活动中产生的疲劳毒素堆积造成的。

研究发现，“疲劳毒素”中的氧自由基及其诱发的氧化反应长期毒害的结果，是引起生物衰老的重要原因。同时“疲劳毒素”会使机体各处的免疫系统功能减退，其中自然杀伤细胞的减少，会使癌症发生的机会大大增加。

心理疲劳也称精神疲劳或心因性疲劳，它与体力疲劳和脑力疲劳不同，一般不是发生在劳动或学习进行之中，而往往在刚刚开始甚至还没有开始时，就出现了。觉得很累，不想活动，对劳动或学习失去兴趣，严重者会感到厌烦。所以有人提出，心理疲劳的人不是不能做或不能学，而是不愿意做或不愿意学。

此外，还有综合性或混合性疲劳，几种疲劳同时存在。因此，仅靠一种休息方法是不能消除的，应区别不同情况，采取综合性的休息方法。

如何辨别生理性疲劳（劳累引起的疲劳）与病理性疲劳（疾病引起的疲劳）呢？

首先是找出疲劳产生的原因。任何生理性疲劳的产生都有明确的原因。如体力疲劳是在繁重或长时间的体力活动时出现；脑力疲劳则在持续较久或强度过大的脑力劳动过程中产生；心理（精神）性疲劳多于精神负荷过重或有心理障碍时出现；混合性疲劳则上述因素兼而有之。病理性疲劳就不同了，一般情况下，没有明确的引发因素，如不通过医院全面系统的检查，无法找到原因，所以有人称之为“原因不明的疲劳”。这是病理性疲劳最重要的特征。

其次，看疲劳是否容易消除。生理性疲劳，一般经过合理的休息都会逐渐消除。心理性疲劳，消除稍慢些，如果精神愉快，则可加快消除的速度。而疾病引起的病理性疲劳，仅靠一般的休息往往不能奏效，必须经过药物或其他治疗，当疾病治愈之后疲劳才会完全消除。因此，顽固性被视为病理性疲劳的第二个重要特征。

同时，要注意有没有相关症状。生理性疲劳一般不伴有其他症状，主要就是疲乏。病理性疲劳则多伴有其他症状。不同疾病伴有的症状亦不相同。如病毒性肝炎所致的疲劳往往同时有食欲不振、恶心、尿黄、肝区疼痛等症状；肺结核引起的疲劳常与低热、盗汗、干咳、消瘦等症状同时出现；糖尿病所致的疲劳常与多食、多饮、多尿和体重下降等症状为伍；血液病患者的疲劳则多会出现贫血、发热、出血倾向（牙龈出血、皮肤有出血点或出血斑）等症状。因此，如发生原因不明又不易消除的疲劳，同时又伴有某些症状的话，千万不可掉以轻心，应及早去医院就诊。

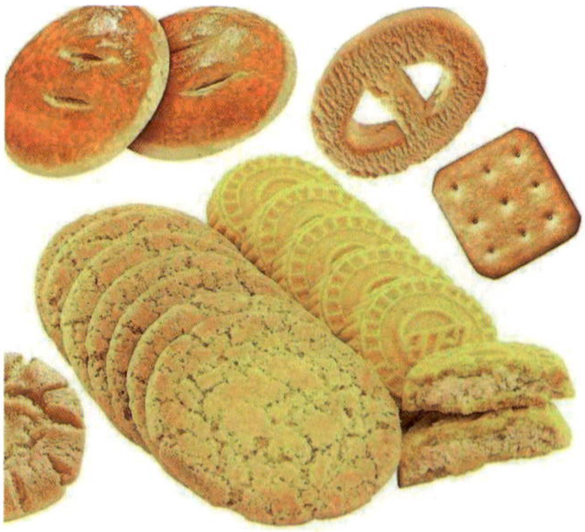

图 34　淀粉类食品

各种各样的饼干、点心等淀粉类食品是现代都市人，特别是年轻人平时最喜欢吃的食物。这些碳水化合物食品可以帮助人们及时补充能量，但如果过多食用，不仅容易使人变胖，而且容易引起疲劳，因此以少吃为宜

预防疲劳

最近，一些专家对产生疲劳的原因进行分析，并提出相应对策，如果您有疲劳症状，不妨对号入座，找找原因。

1．控制碳水化合物摄入

5- 羟色胺是一种血管紧张素，会令您昏昏欲睡、疲乏无力。食物中的碳水化合物能促使大脑合成 5- 羟色胺，蛋白质则能抑制其生成，因而，您若要保持旺盛精力，则要注意在膳食中少些碳水化合物，多些蛋白质。

2．少睡懒觉

许多年轻人在紧张工作之余，常利用双休日睡懒觉，且振振有词地说这是养精蓄锐。殊不知，这是极不科学的。众所周知，我们的工作与休息时间受体内生物钟的控制，在周末，若你一反常态晚睡迟起，就扰乱了生物钟的正常运转，影响体内荷尔蒙正常释放。荷尔蒙是一种让人保持清醒状态的激素，它通常在凌晨4时释放，11时达到高峰，若您在这一时间里睡大觉，荷尔蒙释放量就减少，从而直接影响您的精神状态。

3．防止间歇性低血压

间歇性低血压是诱发疲倦的主要因素。判断自己是否患有间歇性低血压并不困难，只要躺在一张倾斜70°的床上，呈头高脚低斜坡位。数分钟后，若有血压降低、头晕目眩、恶心等，就表明您患有间歇性低血压。治疗方法相当简单：一是在膳食中增加盐分和水的摄入量；二是在医生指导下，通过药物使肾脏保留更多的钠。

4．经常补充水分

当您感觉口干舌燥之时，就意味着您已经有脱水可能。人在脱水后，血容量降低，体力下降，精力不支。保持体内有充足水分是保证精力旺盛的法宝。

5．避免药物副作用

某些抗组胺、抗感冒类药物或止咳糖浆等均有产生嗜睡的副作用，使您感到疲困。一般停药后，疲倦就会消失。

6．减轻工作负荷

工作负荷过重，会使人肌肉紧张，增加体内耗氧量，使人因缺氧而瞌睡、发呆等。此时，最佳疗法是放松全身肌肉，想像一些美丽安宁的背景画面，如青山绿水、蓝天白云等，同时进行深而慢的呼吸，相信当您再睁眼时，必会心旷神怡。

7．防止用眼过度

如果您久视电脑屏幕，或全神贯注于某一事物过久，您将不可避免地有骨头松散、四肢麻木之感。这时候，请您每隔1小时闭目养神一会儿。

8. 改善工作环境色调

如果您所处的环境色彩黯淡、阴沉，您就易感疲劳与压抑。因而请在您工作、学习的环境中，增加些黄色、橙色、红色等色调，有助于消除疲倦。

解除局部疲劳的 6 个办法

人体的疲劳往往是因某个局部位置的疲劳引起的，全身性的疲劳也往往表现为某个部位的不适。特别是今天的上班族，每天必须久坐、久立、久行等，假如再加上经常加班，运动不够，睡眠不充足，往往会因疲劳而发生肩痛、颈痛、落枕、腕痛、腰酸背痛、坐骨神经痛、胃痛、便秘、眼睛酸涩、视力减退等毛病。下面介绍几种对付这些日常小毛病的方法。

1. 肩颈酸痛：摇头晃脑

对于常需提肩打字及凝视电脑屏幕引起的肩痛、颈痛、落枕，应当在打电脑 1 小时后，左右“摇头晃脑”3 分钟，因为这样的动作能散瘀活血，活动颈动脉，畅通呼吸管道，并帮助调节久未活动的颈椎，避免血液凝结在肩颈部，使累积的疲劳容易散开，避免哪天早晨醒过来，突然“落枕”而不能转动脖子。

2. 手腕痛：伸臂旋腕

手腕痛大都是因为长期打字、移动操作鼠标或写字而造成的。此时不妨多做“伸臂旋腕”的动作，将右手举在头右前方，手掌朝上，大拇指往下，小指往上，使手腕往左下旋紧；同时，左手往左臀部旁伸，手指下垂，大拇指往上，小指往下，使手腕往右下旋紧；然后同时右手再尽量往上伸，左手尽量往下伸，同时以鼻子缓缓吸气，使两手腕周围感到酸麻，受到调整。最后，缓缓以嘴吐气，慢慢放下手臂。然后再换成左手在上，右手在下，同样方法运动，如此左右重复做几次伸臂旋腕，可减轻手腕的疼痛及加强腕部的功能。

3．腰酸背痛：左右摇动双腿

至于久坐引起的腰酸背痛、坐骨神经痛、足麻等，不妨每隔两小时，“左右摇动双腿”5 分钟，可立即改善下肢循环，舒缓膝腿和腰部的僵硬。或者伸伸懒腰，松弛一下脊柱，畅通呼吸。或者站着把脚伸直，脚尖往上往内翘，使整只脚的背后经络感觉酸痛，整只脚的循环就变好了。

4. 眼睛酸涩：眼部按摩

至于现代人因电视、电脑、功课及工作等，过度使用眼力，出现眼睛酸涩、容易流泪、疲劳、过敏、怕光、视力减退等问题，可常按摩左右“眉头”（攒竹穴）、“眉毛中点”（鱼腰穴）、“眉尾”（丝竹穴）、“下睛眶中点”（承泣穴）、“内眼角”（睛明穴）。同时可常吃特别有益眼睛的食物，如杏、柿子、油桃、莴苣、桑椹、黑豆浆、菠菜、芥兰菜、胡萝卜、芒果、哈密瓜、橘子、金橘等。

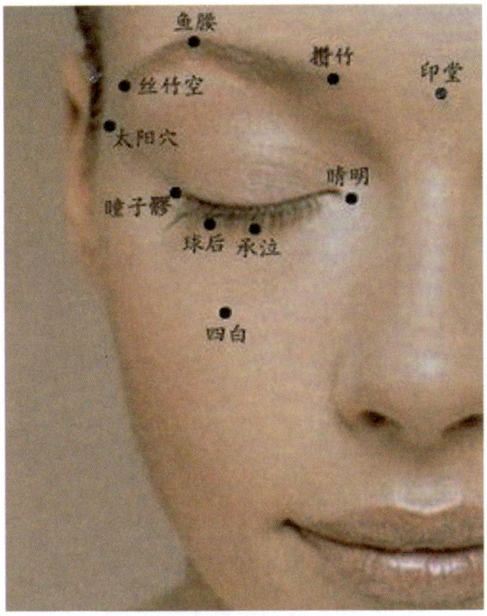

图 35　眼部周围穴位示意图

5．头痛眩晕：敲打腿部

长期晚睡容易引起偏头痛、眩晕、眼酸涩、黑眼圈、颈紧等，常以拳头下缘肥肉敲打大小腿的内侧中线，由脚踝上缘往上敲小腿内侧中线、大腿内侧中线，一直敲到腹股沟，左右腿各敲 5 ~ 10 分钟，早、晚各 1 次，可畅通肝胆经脉。平时可多吃酸且绿色的食物，如奇异果、青葡萄、青苹果、梅子、凤梨等，因为酸与绿色能入肝经。

6．口臭、便秘：敲打膝部

对于工作紧张所引起的胃火、便秘、口臭、牙龈出血等，经常用拳头下缘敲打大腿外侧边缘，由髂骨沿着大腿外侧边缘往下敲至膝盖，左右腿各敲 5 ~ 10 分钟，早、晚各 1 次。同时饮用“甘蔗粥”可改善以上症状。用去皮甘蔗两三节切成小块与小米加水七分满煮成粥，来改善肠胃功能。

解除全身疲劳的 4 种方法

一直以来，中医学对疲劳都有着非常理想的治疗效果，具体治疗方法包括推拿、拔罐、药膳、药浴 4 种。希望以下介绍的几种简易治法对您解除疲劳有帮助。

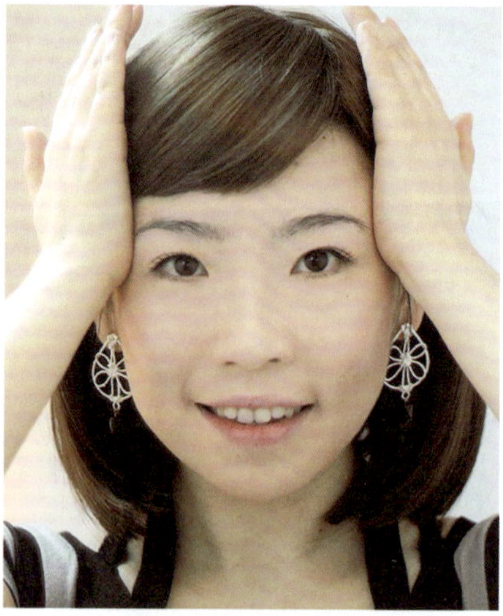

图 36　揉按太阳穴

1. 推拿法

方法是：首先调整好身体姿势，坐站皆可，但要身体端正，脊背挺直，挺胸收腹，精神集中。坐好或站好后将手掌搓热，贴于太阳穴稍稍用力，顺时针转揉 10 ~ 20 次，逆时针再转揉 10 ~ 20 次。也可将手掌贴在头上，以拇指指肚分别按在双侧太阳穴上，力度以稍用力使人微感疼痛为宜，手法及次数同上。每日不拘时治疗，自我感觉轻松即可。该法可给大脑以良性刺激，能解除疲劳、振奋阳气、止痛醒脑，还可以促使注意力的集中。

2．拔罐法

方法是：用市售的“真空拔罐器”，在肩背部的肩井、大椎、大杼、天宗、风门等穴吸附。每次留罐 10 ~ 20 分钟，每日或隔日 1 次，3 ~ 5 日为 1 个疗程。家中无此器具者，也可以到中医院针灸科就诊，根据自身情况拔火罐施治。该法可改善肌肉、经脉的气血运行，对因过分劳累、气滞血瘀所致的肩部、背部、颈部肌肉酸痛，不堪重负、肢体乏力者，具有活血化瘀、解痉止痛之功效。

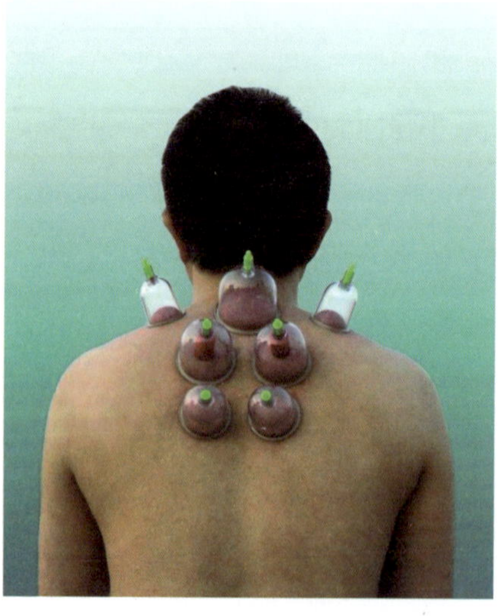

图 37　拔火罐

拔火罐是非常具有中国特色的一种民间疗法，不仅可用于治疗疾病，还可以用于养身保健。家中常备一套拔罐器具是非常必要的

3．药膳法

方法是：取活甲鱼 1 只（大小适中），大红枣 15 枚（干品为佳），料酒、葱、姜、蒜等调味品适量。先将宰杀并处理干净的甲鱼肉剁成 4 大块，再与已用水泡开的红枣共入大汤碗中，加水适量，并放入各种调味品少许。上笼后隔水蒸 1 ~ 2 个小时即成，可佐餐常食。该药膳方可增强体力，消除疲劳，对四肢乏力、食欲

不振，或疲劳所致免疫力下降者，具有滋阴养血、益气健脾之效。

4．药浴法

方法是：陈皮（鲜品）、薄荷（鲜品）各适量（用量可视水量而定）。放进浴缸中，先加入热水少许浸泡 2 味药，几分钟后再将水温调至适宜并浸泡、洗浴，每晚临睡前 1 次。该法可驱除疲劳、释放压力，对因劳累过度所致的入睡多梦、头昏脑涨、肢体困倦等不适症状有帮助。

防治慢性疲劳综合征

慢性疲劳综合征是近年来越来越引起人们重视的一种亚健康状态。多是因长期紧张压抑、工作不胜负荷、压力过大、生活起居饮食不规律等原因所致。临床上以持续疲劳，肢体软弱无力，病程较长、反复发作为症候特点。有低热、咽喉疼痛、淋巴结反复肿大、体力下降、肌肉关节疼痛、头痛、虚汗、失眠健忘、记忆力下降、神思恍惚、注意力不集中等症状，但是经有关医学检查不能发现器质性病变。

对于慢性疲劳综合征，现代医学没有很好的防治办法，但中医学却有一整套行之有效的措施，主要从以下 5 条途径着手。

1. 饮食疗法

以清淡而富于营养的饮食为主，采用炖、焖、煲、蒸等烹调方式。气血不足者，多食山药、龙眼肉、莲藕、红枣、葡萄干、糯米、牛奶、羊肉、鸡肉等食品；阴虚内热者，多食百合、菊花、龟肉、鳖肉、梨、香蕉等食品；有湿热者，宜用赤小豆、土茯苓、灯心草等制作药膳食用。推荐 3 个食疗药膳方：

山药粥：新鲜山药（去皮切片）30 克，粳米 50 克，牛奶 200 毫升，红枣 5 枚。将

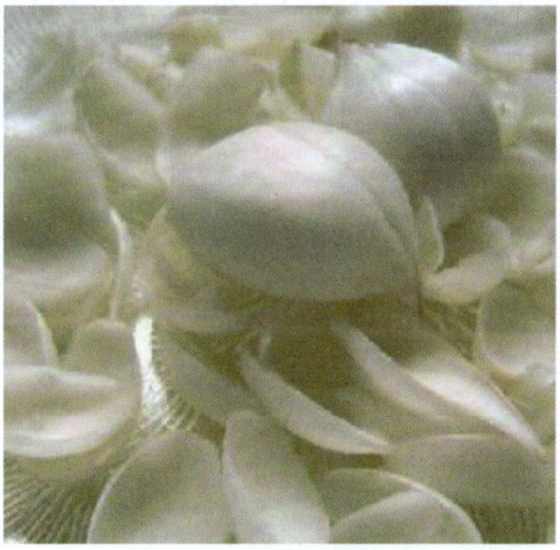

图 38　百合

百合，草本花卉植物百合的鳞状根茎，既可食用，也可药用。中医学认为其味甘，性微寒。归心、肺经。功能养阴润肺，清心安神。用于阴虚久咳，痰中带血，虚烦惊悸，失眠多梦，精神恍惚等症

粳米、红枣、山药共熬成粥，放入牛奶，煮滚，放入少许白糖。坚持每天早餐食用，能补益气血。

百合粥：百合 50 克，麦冬 20 克，生地 20 克，粳米 50 克，冰糖适量。先煎煮麦冬、生地取汁去渣，以药汁煮米粥，将要熟前放入百合煮熟软，放入冰糖。常食滋阴除烦。

土茯苓汤：土茯苓 20 克，赤小豆 20 克，陈皮 10 克，党参 10 克，瘦猪肉 50 克。文火煲汤 2 小时，喝汤去渣。有健脾去湿热之效。

另外，在饮食方面必须注意，不要经常以烟酒茶、咖啡等提神醒脑、缓解疲劳，最好的缓解办法是充分休息、睡眠和心理调适。

2．运动疗法

脑力劳动者要长期坚持适合自己身体素质的运动锻炼，每天保证至少半小时的运动时间，以全身微微汗出为宜。太极拳、八段锦、慢跑、散步等都是比较合适的锻炼项目。

3．心理疗法

慢性疲劳综合征患者最重要的就是客观评价自己的能力，不胜负荷时应该马上进行心理调适、目标调整。切忌自我要求过高，目标过高。感觉疲劳时，充足睡眠、心理调适、饮食调整是消除疲劳最好的办法。也可多听一些舒缓悠扬的音乐。

4．中药疗法

可以根据症状适当选用黄芪、山药、黄精、人参、灵芝、西洋参、冬虫夏草、何首乌、龙眼肉、玉竹等中药补益正气，消除疲劳。

5．针灸推拿疗法

针刺百会、印堂、内关、足三里，用平补平泻手法，同时配合吸氧。保健推拿对于消除疲劳有很好的效果，尤其是头颈部、背部的膀胱经和督脉的按摩，以及脚部按摩，效果更加显著。当然，使用中药和针灸推拿疗法最好在医生的指导下进行。

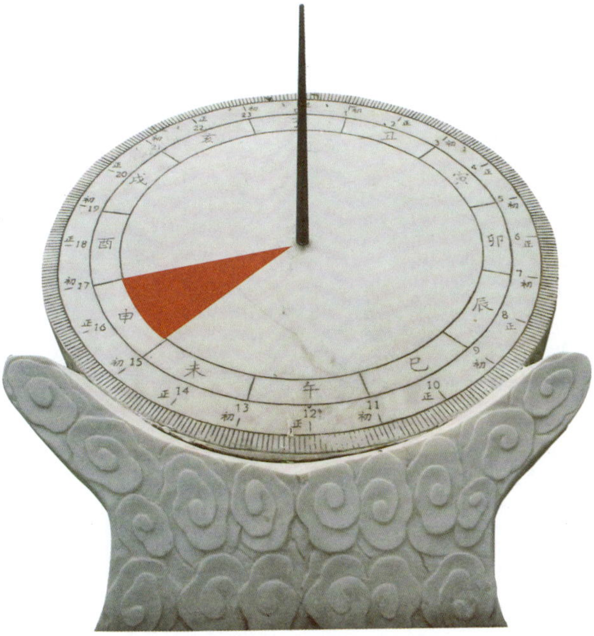

6 申时：护好颈和腰

申时是下午 15：00 至 17：00。

此时，大自然中的阳气继续转弱，阴气逐渐加强，阴阳力量基本相当。人体同自然相应，阳气同样越来越弱，精力比起上午会显著下降。因此，从养生的角度讲，此时不宜从事较繁重的工作。

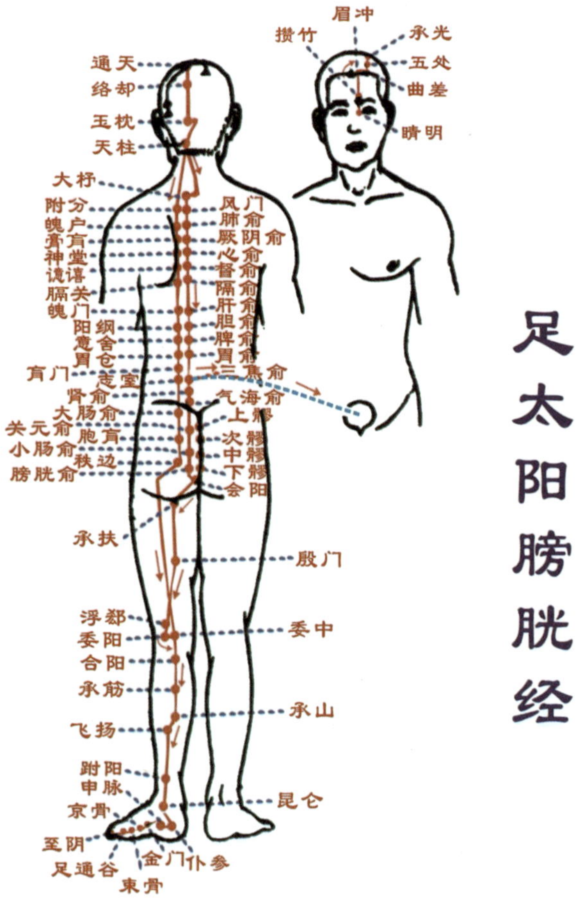

图 39　足太阳膀胱经

从子午流注的角度看，此时膀胱经当值，膀胱及其经络气血运行最活跃。膀胱的功能是储藏水液，并将人体多余的水液排出体外。因此，此时最宜多排尿，这就要求此时以及前一个时辰未时，要尽量多喝水。

膀胱经经过人的背部腰部和头部，因而此时辰头脑最清醒，记忆力最好，适合脑力工作和学习。同时腰背部的气血运行也最顺畅。因此，从养生的角度看，此时最适合对腰背部进行养护。

养护颈腰

经过一个白天的工作学习和生活，此时最脆弱的是哪个部位呢？告诉你，就是你的脊柱，尤其是颈部和腰部。为什么呢？因为脊柱是维持人体直立的支柱。晚上睡在床上，人的身体是水平的，脊柱基本上不受力，而在白天，人绝大部分时间是直立的，人体的重量相当一部分就施加在脊柱上。颈和腰又是人体摆动、转动的枢纽，承受的负担比脊柱的其他部位更重，因此也就更容易出现问题。也许在上午，脊柱的力量还是比较充分的，但到了下午，特别是申时，脊柱负重和运动状态已经维持了 8 个小时以上，此时，极易出现疲劳和损伤。不管是体力劳动者还是脑力劳动者，很多人在这个时候感到脖子酸痛或腰酸背痛。因此，此时一定要加强对脊柱的护理，避免引起病痛。

另一方面，膀胱经的运行方向是沿着整个脊柱从下到上，又经过颈部到达头顶，是和脊柱的功能最密切相关的一条经络。申时膀胱经当值，如果善于利用膀胱经的特性，可以更好地帮助养护脊柱，另外，如果此时能很好地养护脊柱，也有利于膀胱经功能的发挥。所以，申时养护脊柱对于养生具有重要意义。

那么，如何养护脊柱呢？首先我们要了解对脊柱的损害是怎样引起的。

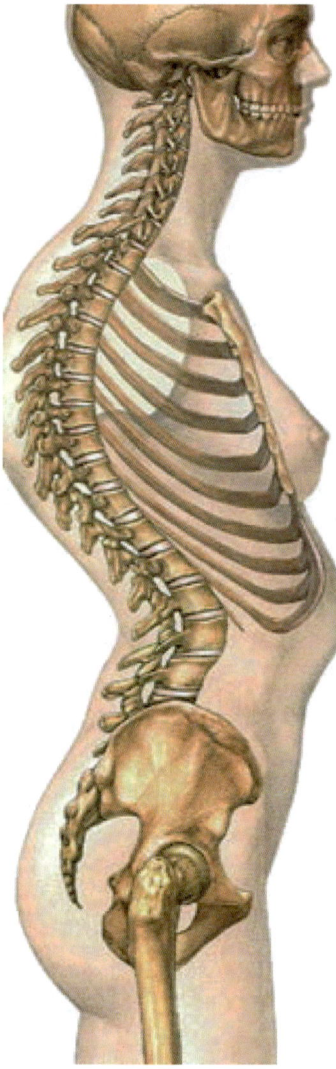

图 40　脊柱

专家们的研究发现，人类的颈部发病率远远高于其他动物，这是因为在我们直立行走的转变过程中，颈部骨与软组织的应力发生了改变。不过除此之外，还是可以从我们自己身上找到一些原因。脊柱的损害最主要是因为人们习惯于把自己的身体长期固定在一个姿势，尤其是不良姿势而引起的。人们在日常生活中大部分时间保持身体前屈状态，如洗漱、吃饭、移动物品、家务劳动等等，特别是现代社会，随着电脑和汽车的增加，人们伏案工作、伏身开车的时间不断延长。有统计表明，对正常工作的人来说，腰椎每天前屈次数高达 3000 ~ 5000 次，但后伸的动作很少，长此以往，便造成椎间盘应力不平衡，腰椎后方韧带过度牵伸。这样，久而久之，肌肉的紧绷、强直状态影响了局部血液循环，干扰了营养供应，脊柱的耐力减低，变得容易疲劳，就会引起慢性炎症、扭伤、劳损等各种疾病。因此，要想更好地养护脊柱，避免脊柱疾病的发生，其实最重要的是在日常工作、学习和生活中，养成好的姿势和动作习惯。

保护腰部健康的 10 个要点

1. 站立的时候

当我们站立时，脊椎承受所有的体重，所以站立的姿势非常重要，而正常的脊椎有一定的弧度，保持及维持正常的弧度能够减轻脊椎所承受的压力，所以可以减轻背部酸痛。当我们需要长时间站立时可以轮流将一只脚放在高度约 20 ～ 30 厘米高度的脚凳上，如此就可以减轻背部所受的压力。

2 . 坐立的时候

现代人的工作花太多的时间坐在椅子上，所以坐姿非常重要，坐的时候背部一定要有椅背的支撑，最好椅背能够稍有突出的弧度来支撑背部。久坐时，则应在腰部垫一个小枕头，维持腰椎正常的生理曲线，以减少对腰间盘的伤害；另外可以将膝盖的高度稍高于臀部的位置，如此也可以减少脊椎所受的压力。一个姿势的维持不要超过 1 个小时就应稍微活动一下身躯，也有助于背部的健康。

坐和站时要尽量使腰部伸直，而且时间不要太长，尽量不要超过 1 小时，中间应穿插腰部后伸活动，以避免出现腰痛病。

3 . 拿取高处物品时

当要拿取置于高处的物品时，记得一定要站在脚凳上以减少脊椎受伤的可能。

4 . 搬东西时

请记得尽量用推的，少用拉的方式。当准备要推东西的时候，用您的手臂及脚来开始推的力量。尽量减少弯腰的次数，尽可能以下蹲来代替弯腰，另外在弯腰后，增加一些腰部后伸动作。

5 . 抬重物时

当要抬重物时，一只脚用半跪姿，另外身体尽量靠近要抬的物品，保持背部的平直，记得尽量用脚的力量来减轻背部的压力。

6．搬运物品时

携带物品时，分两小袋比一大袋来得容易，并且尽量让物品靠近身体以减轻脊椎的受力。

7．睡觉时

躺卧时脊椎所受的压力最小，所以适度的休息也有助于背部酸痛的减轻，平躺时膝盖下放个枕头或是侧躺时两脚中夹个枕头都有助于脊椎压力的减轻。尽量在硬床上睡眠，使腰部后方韧带得到放松。

8．控制体重

请记住您的脊椎承受着您的全身重量。要减轻脊椎受力的一个好方法，就是维持标准体重。试想您自己背负一个50公斤的沙袋和背负100公斤沙袋时的情形，然后再想您要您的脊椎背负多少公斤的沙袋？理想的状况是不要超过标准体重5公斤以上，这样可以让您更健康。

9．戒烟

根据统计抽烟的人比不抽烟的人，背部酸痛的情形高出二至三倍，因为香烟中的尼古丁会使得微血管收缩，进而使得营养脊椎的养分减少，脊椎椎间板功能逐渐退化而造成酸痛的情形。

10．经常伸展腰部

当因久坐或由于腰部姿势不良出现腰痛时，应俯卧位，以双臂将上半身尽量撑起，下半身贴床，使腰尽可能向后伸，反复做这一动作，便能够保持腰部健康。

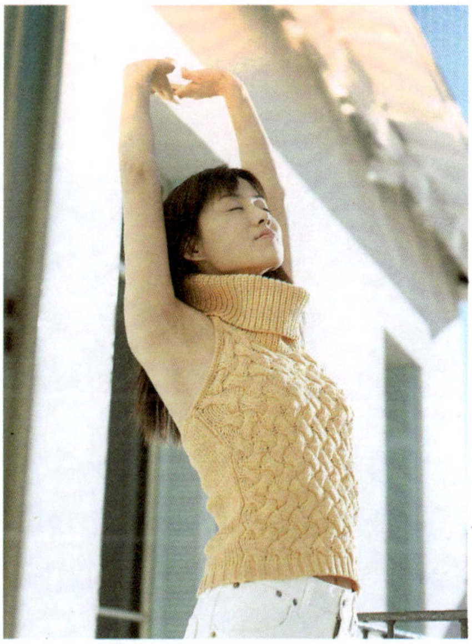

图41　抻腰

因为日常生活中的大部分时间中，脊柱多处于向前弯的状态，所以经常有意识地抻腰，将脊柱尽量向后展，是保护脊柱的一个重要原则

腰部自我按摩

如果在工作学习的过程中感觉腰部有些不适了，就应马上停止工作，用几分钟的时间使腰部休息一下，同时，做几个自我按摩的动作，以缓解腰背肌肉疲劳，

保护腰背。以下介绍一些动作，可根据个人具体情况选择若干进行。

（一）捶背

可以自己捶打，也可由他人捶打。

（1）自己捶打

正坐，双手握拳至背后，自上而下延脊背轻轻捶打。捶打时，身体可稍稍前倾，至可能达到的最高位置时，再自上而下至腰骶部。如此为一次，可连续捶打 5 ～ 10 次。

亦可取站立的姿势，两腿分开，全身放松，双手半握拳，自然下垂。活动时，先转腰，两拳随腰部的转动前后交替叩击腰背和小腹，左右转腰为一次，可连续做 30 ～ 50 次。此法可以疏经通络、行气活血，有益于腰部四肢，也可增强脾胃消化功能，益肾强腰。

（2）他人捶打

坐卧均可，坐时身体稍前倾，卧时取俯卧位，两手前平举，枕于头下。捶打方法与自己捶打相同，力度以有振动而不痛为度，也可用手掌面拍打，也可用拳轻轻捶打。

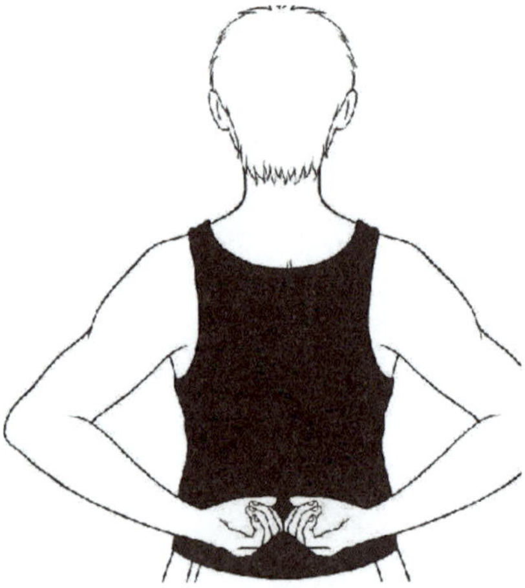

图 42　腰部自我捶打示意图

（二）腰部运动

转胯运腰：取站立姿势，双手叉腰，拇指在前，其余 4 指在后，中指按在肾俞穴上，吸气时，将胯由左向右摆动，吸气时，由右向左摆动，一呼一吸为一次，可连续做 8 ～ 32 次。

俯仰健腰：取站立姿势，吸气时，两手从体前上举，手心向下，一直举到头上方，手指尖朝上，吸气时，弯腰两手触地或脚。如此连续做 8 ～ 32 次。

旋腰转脊：取站立姿势，两手上举至头两侧与肩同宽，拇指尖与眉同高，手心相对，吸气时，上体由左向右扭转，头也随着向右后方扭转，呼气时，由右向左扭转，一呼一吸为一次，可连续做 8 ～ 32 次。

（三）自我按摩

（1）腰部按摩

两手背互相搓热后，成半握拳状，掌指骨节抵于脊柱正中，手背紧靠两侧腰肌，上下擦揉，直至腰部发热。

此法主要按摩膀胱经的肾俞、气海、大肠、关元等穴，有温补命门、培元益肾、固精止带、舒经活血之功用，对腰痛、阳痿、遗精、带下、头晕目眩等均有良好的治疗作用。

（2）轻叩命门

两手半握拳，以拳眼处轻叩两侧肾俞穴及命门穴。叩打时力量要轻，并交替进行。

（3）推搓尾闾

先将两掌擦热，然后置于腰骶部，上下快速地退搓腰骶部，使得推搓产生的热透达深层组织。推搓时速度宜快，往返距离尽量拉长，时间 3 ～ 5 分钟。

（四）点穴

用食指、中指指腹反复揉按肾俞、京门、腰眼穴各 1 分钟。

（五）八段锦

做一套八段锦。

预防颈椎病的 5 个习惯

现在，颈椎病是现代人的常见病。究其原因，多与不良的工作、学习、生活习惯有关，具体点说，就是与不正确的坐姿和颈肩肌肉长时间不活动等有关。因此，预防颈椎病的关键是养成正确的动作习惯和及时调节肩颈肌肉。其要领有以下几条：

1．保持正常坐姿

办公室工作人员首先在坐姿上尽可能保持自然的端坐位，头部略微前倾，保持头、颈、胸的正常生理曲线；升高或降低桌面与椅子的高度比例，以避免头颈部过度后仰或过度前屈，定制与桌面呈 10° ～ 30° 的斜面工作板，更有利于坐姿的调整。

2．定时转动颈部

对于长期伏案工作者，应在1小时左右，有意识地让头颈部向左右转动数次，转动时应轻柔、缓慢，以达到该方向的最大运动范围为准。

3．夹肩运动

长期伏案，因每隔1小时左右，做一次夹肩运动。即两肩慢慢紧缩3～5秒钟，而后双肩向上坚持3～5秒钟，重复6～8次；也可利用两张办公桌，两手撑于桌面，两足腾空，头往后仰，坚持5秒钟，重复3～5次。

4．颈部保健操

颈部保健操练习时可采取坐位。

第一节：两手叉腰，一、二拍颈部向左侧屈，三、四拍颈部向右侧屈。

第二节：两手叉腰，一、二拍颈项向左旋转，三、四拍颈项向右旋转。

第三节：两手叉腰，一、二拍头顶用力向上顶，下颌内收，三、四拍放松还原。

第四节：两手叉腰。一二三四拍颈项向左、前、右绕环至还原，避免后仰。

第五节：第一拍，头向左旋，左手经体前伸向右肩上方。第二拍还原。三四拍同一二拍，方向相反。

第六节：第一拍，颈项向左侧弯，左手经头顶上方触右耳。第二拍还原。三四拍同一二拍，方向相反。

第七节：第一拍，低头含胸，两臂在胸前交叉，尽量伸向对侧，左臂在上。第二拍，挺胸，两臂尽量外展，肘弯曲与肩平，手心向前，头左旋，眼看左手。三四拍同一二拍，方向相反。

第八节：两手抱头后，手指交叉，第一拍，稍低头，两肘向两侧张开。第二拍，用力抬头，两手向前用力，与头对抗，不使后仰。三四拍同一二拍。

5．定期向远方眺望

当长时间近距离看物，尤其是处于低头状态者，既影响颈椎，又易引起视力疲劳，甚至诱发屈光不正。因此，每当伏案过久后，应抬头向远方眺望半分钟左右。这样既可消除疲劳感，又有利于颈椎的保健。

颈部自我按摩

在感觉到肩部或颈部肌肉有疲劳酸痛之感时，也可随时进行一下自我按摩，来缓减肌肉疲劳。

（1）拿颈肌。拇指和其他四指相对，捏拿颈部肌肉。

（2）抓肩肌。拇指与食指、中指配合提捏肩肌，左右交叉进行。

（3）摩颈项。将除拇指外的四指相并，用指腹从下向上摩颈项部。

（4）按揉腧穴。用拇指或食指指腹按揉天柱、颈百劳、天牖、天窗、天容、廉泉、扶突、天突等穴，每穴半分钟。

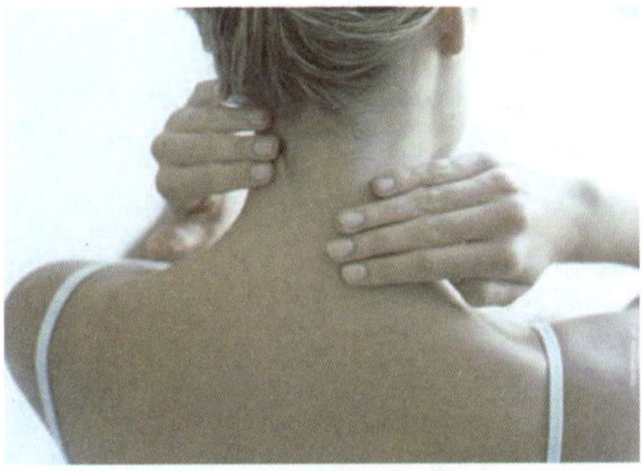

图 43　摩颈项示意图

排小便

申时膀胱经当值，是人在一天当中最适宜排小便的时间。

小便宜常清

小便是人体内水液代谢后排出的糟粕。小便的状况反映人体肾功能的状况。由于肾是生命的根基，所以小便的状况就同人的生命力密切相关。古代中医养生家非常重视小便调养。如宋代大文豪苏东坡擅长养生，他在《养生杂记》中说“要长生，小便清；要长活，小便洁”，保持小便通畅、清洁，是养生的重要一环。那么，如何做到呢？关键注意以下几方面。

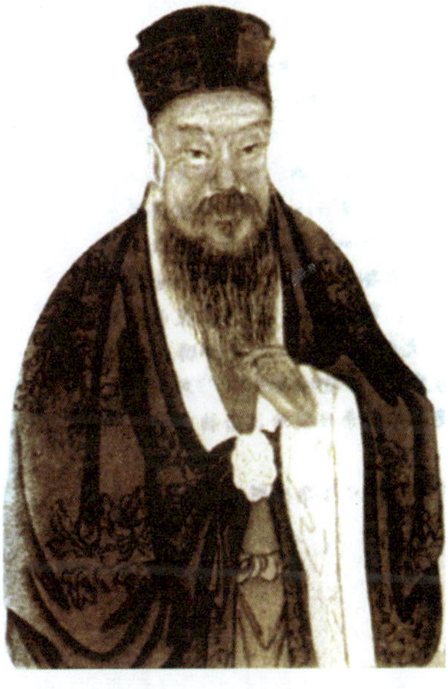

图 44　苏轼像

苏轼(1037－1101)，字子瞻，又字和仲，号“东坡居士”，世人称其为“苏东坡”。眉州（今四川眉山）人，北宋著名文学家、书画家、诗人，唐宋八大家之一。苏轼同时也精通医术，善于养生，他同北宋科学家沈括的医药学著述被后人整理成《苏沈良方》，是中医学术经典之一，他写过很多论述养生的文章

1．调节饮食——曹慈山的秘诀

饮食是小便的根本来源，因此要保持小便常清，调节饮食是很重要的。清代养生家曹慈山在《老老恒言》中总结了保持小便常清的4条饮食原则。

一是要少吃。他认为“食少化速，则清浊易分”，意思是说，吃的少，脾胃负担小，就会消化得快，小便产生的就快。

二是要吃的清淡素洁。他认为“薄滋味，无黏腻，则渗泄不滞”，意思是说，味道清淡、不肥腻的食物，消化容易，其中的水分会很容易就渗泄出来，小便形成就容易。

三是饭后不要立即饮水。他认为，“食久然后饮，胃空虚则水不归脾，气达膀胱”，意思是说，刚吃完饭，脾胃主要在消化食物，此时饮水，脾胃还顾不过来消化，如果等到食物基本消化后，再饮水，脾胃就顾得过来了，饮下的水就会很快得到运化，水气直接膀胱，小便产生也就快。

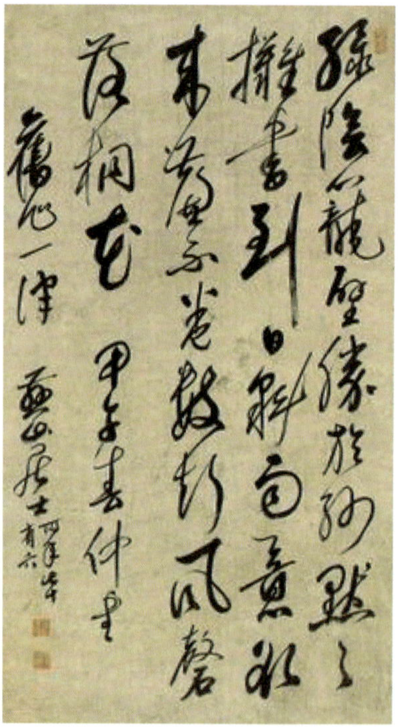

图45　曹慈山的书法作品

曹慈山(1699—1785)：名庭栋，字楷人，号六圃，曾作圃奉母游娱，命曰慈山，亦以为号，清代浙江嘉善人。从小体弱多病，故一生留意养生，著《老老恒言》，成为养生名家。他在书法、绘画、弹琴、诗歌等方面也造诣颇深

四是等感到口渴再饮水。他说“饮必待渴，乘微燥以清化源，则水以济火，下输倍捷”，意思是说，口渴说明体内“干燥”，这个时候饮水，水能够更快捷地到达需要水的地方，也就是说，水液在体内运行的速度会大大加快，小便产生的速度也就加快。

必须说明的一点是，不管怎么样，保持必要的饮水量是促进排尿的最基本条件。现代医学认为，一个人每日尿量少于1000毫升者，结石产生的机会明显增加。多喝白开水是防治尿路结石最有效的方法。饮水应分布在全天的各个时段，特别是餐后2～3小时及夜间的饮水，以便促使进食后的排泄高峰提前。正常人每天应喝1500毫升左右的水，若每天临睡前

排一次尿则会更好。

2．固肾导引

小便同肾的功能密切相关，因此，除了注意饮食调节，保持小便常清，还要重视对肾功能的维护。特别是平时体质较弱、肾气较虚的人，更要注意。传统中医学在养肾方面有很丰富的经验，下面推荐几种最简单易行的导引方法。

（1）导引壮肾。晚上临睡时或早晨起床后，调匀呼吸，舌抵上腭，眼睛视头上方，随呼吸缓慢做收缩肛门动作，呼气时放松。连续做 8 ～ 24 次。待口中津液较多时，将津液咽下。这种方法可养护肾气，增强膀胱制约功能，防治尿频、尿失禁等病症。

（2）端坐摩腰。取端坐位，两手置于背后，上下推搓 30 ～ 50 次，上至背部，下至骶尾，以腰背部发热为佳，可在晚上就寝和早晨起床时进行练习。此法有强腰健肾之功，有助于通调水道。

（3）仰卧摩腹。取仰卧位，调匀呼吸，将手掌搓热，置于下腹部，先推摩下腹部两侧，再推下腹部中央，各做 30 次。动作要由轻渐重，力量要和缓均匀。时间亦可在早晚。此法有益肾气、增强膀胱功能的作用。

排尿三忌

一忌憋尿

排尿是肾与膀胱气化功能的表现，是一种生理反应，因此有尿时要及时排出，不要用意志控制不解，即不要强行憋尿，否则会损伤肾与膀胱之气，引起病变。《千金药方·道林养性》说“忍尿不便，膝冷成痹”，指出长期憋尿会导致痹证。现代医学也认为，长期憋尿还可能引起膀胱损伤，因为控制膀胱收缩的神经分布在膀胱壁的肌肉里，长期憋尿，会使神经缺血或而受损，造成以后小便疼痛、尿频或尿不干净等后遗症，甚至造成尿不出的后果。也可能会憋出尿路感染和肾盂肾炎，反复发作会导致慢性感染，还可能发展为肾衰竭、尿毒症。不少人因工作繁忙和晚上懒得起夜，常常有憋尿的习惯，应格外予以重视，改变不良习惯。

二忌努责

《老老恒言》指出“欲溺便溺，不可忍，亦不可努力，愈努力则愈数而少，肾气窒塞，或至癃闭”，意思是说，小便既不可憋，也不可强力努责排泄，否则会引起肾气受阻，甚至可能导致小便不通的癃闭之病。

三忌饥时站立小便

男子排尿时的姿势也有讲究。《千金要方·道林养性》说“凡人饥欲坐小便，若饱则立小便，慎之无病”，指出男性在饥饿时小便宜采用坐姿，饱时小便宜采用站姿。《老老恒言》解释其道理说“饱欲其通利，饥欲其收摄也”。意思是说，饱时人体的气血运行宜通利，站姿利于通；饥时人体气血不足，不宜外泄而应该收摄，坐姿利于收摄。现代医学有一种“排尿性晕厥症”，即在排尿时由于腹压突然降低，血管急速舒张，大脑一时供血不足而致的突然晕倒。

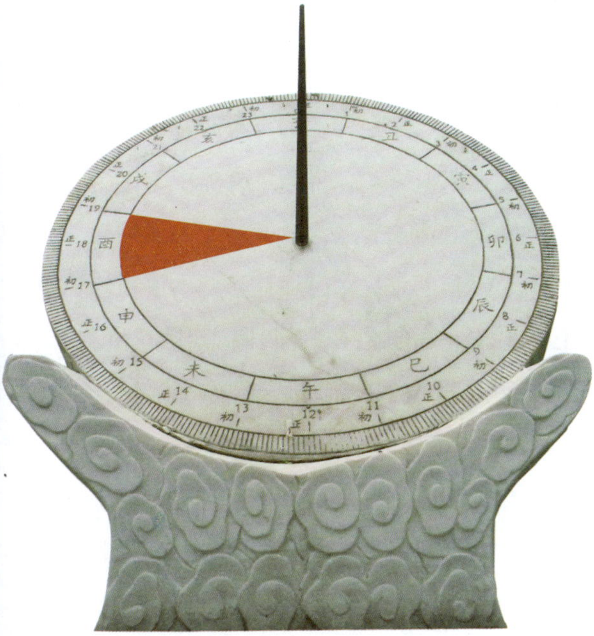

7 酉时：养精蓄锐护肾精

酉时是下午 17：00 至 19：00。

酉时是一个重要的时辰。在大自然，这一时辰中，太阳开始西沉并最终消失，大地由白天转入黑夜。因此，酉时是阴阳之气发生转变的重要时刻，就是阴气的力量超过阳气的力量。这种转变同样发生在人体中，自下午人体中的阳气开始衰退以来，到此时，终于被阴气占了上峰，这意味着从此时开始，人体的生理活动开始由阴气所主导。顺应这一特点，人体养生在这一时辰应该基本停止较繁重的脑力、体力活动，使人体进入放松状态，让内部脏腑的自我调节作用开始发挥。

从子午流注的角度看，酉时为肾经当值，肾的气血运行和功能活动最为活跃。中医学认为肾“主收藏”，所谓收藏，即是收藏精气。气是一切生命活动的能量，人体的五脏六腑、四肢百脉要发挥各自的功能，必须依赖一定的气，就像电器使用要用电、汽车行驶要用汽油一样。人的日常活动主要在白天，白天的时候，人体各个器官工作最繁忙，这时人体需要大量的气，气的运行最为活跃，不断从人体内部产生，向上、向外运行，但是到了晚上，人的各种活动逐渐停止，整个人体及其各个脏腑器官都要休息了。此时，在人体向上、向外运行的气就要被引导着向内、向下运行，最后被收藏在人体的内部。而这一收藏的任务主要是靠肾来完成，这就是“肾主收藏”。如果肾无法收藏，人体的阳气就会长期活动不止，人体的各个器官就会一直不停地处于活动状态，得不到休息，最终会发生各种病变。另一方面，人体之气也并非用之不竭的，气是由人体之精所化生的，而人体之精主要收藏在肾中。肾将阳气收藏在人体内部，限制它的活动，一个重要的作用就是利用这一机会，通过肾精进一步化生阳气，使阳气得到充分补充，所谓养精蓄

足少阴肾经

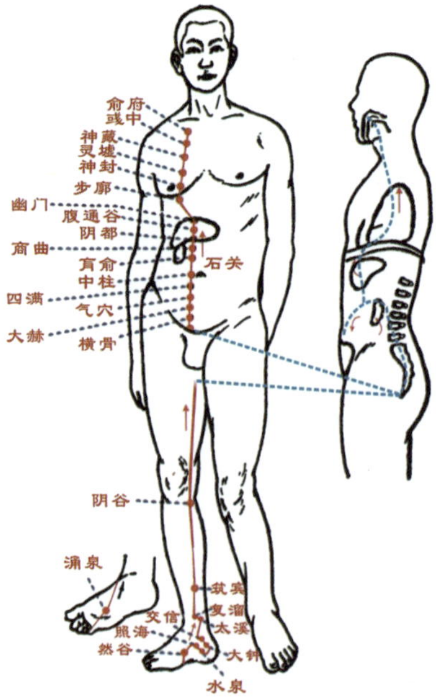

图 46　足少阴肾经

锐。如果肾主收藏的作用发挥不好，还会导致阳气消耗太过而不能得到及时补充，引起虚损疾病。中医养生非常重视养肾，正是基于这个原理。那么，顺应酉时的特点，在这个时辰，人最应该把各种消耗体力、脑力的事停下来，使人体从白天的繁忙状态过渡到休息状态，身心变得轻松。

晚餐

按照中国人的生活习惯，在酉时做的最重要的一件事是吃晚餐。应该说这一习惯是符合生理规律的。晚餐可以补充下午透支的能量，用餐也是一件使人轻松愉快的事情。但是，当今社会有很多人把晚餐当成了一件很重要的任务，不仅吃得隆重，还把晚餐当成重要的公关活动，大宴宾客，杯盏交错，劳心劳力，把吃晚餐搞得比白天工作还累。这就违背了酉时养生的规律和宗旨，给身体健康带来了非常不利的影响。现在很多都市家庭用晚餐的时间普遍推迟，一些家庭要在晚上 8 ～ 9 点钟，甚至 10 点多钟才进晚餐。长此以往，难免引发疾病。专家认为，晚餐最佳时间应在下午 6 时左右，如果不得已需要推迟，也应尽量在晚上 8 点以前进餐，8 点以后吃进任何食物对健康都有不良影响。

“晚餐宜少”有学问

中医学主张“晚餐宜少”。一方面是因为在中医看来，晚间不应该进行任何劳力劳心的活动，也就不需要消耗太多能量，因此也就不需要过多吃晚餐来补充；另一方面，晚间不是脾胃当值，脾胃活动比较弱，即使吃了晚餐也不容易消化，食物长时间停留在人体中，引起气血阻滞，容易化痰生湿，令人肥胖。

现代医学的观点同中医学是基本一致的。现代研究也发现晚餐吃得比较丰盛并不是一种好现象，长此以往，就会损害身体健康，导致一些疾病的发生，常见的有下列诸病。

（1）肥胖症：有调查显示，90%的肥胖者皆因晚餐吃得太好。对上班族来说，常常是早餐不吃，午餐马虎，晚餐丰盛。但是专家认为，正是这样的不良生活方式才导致了胖子们层出不穷。晚餐吃得过饱，血糖和血中氨基酸及脂肪酸的浓度就会增高。一般晚上活动又少，热能消耗低，多余的能量大量合成脂肪，便会逐渐使人发胖。有的人以为只要多吃菜，少吃主食，就不会发胖，其实，令人胖起来的并非是主食，恰恰是那些丰盛的菜肴。50克油脂就能产生500大卡热能，消化不了的能量会转化成脂肪堆积起来。

（2）冠心病：晚餐摄入热量过多，可引起血胆固醇升高，机体不能将过多的胆固醇代谢转化，会刺激肝脏合成更多的低密度和极低密度脂蛋白，这两种脂蛋白会把过多的胆固醇运至动脉壁堆积起来，久之引起动脉硬化，成为诱发冠心病和高血压的一个重要因素。冠心病患者更不宜吃丰盛的晚餐，饱餐后，胃腹胀满，可压迫腹主动脉，使冠状动脉供血不足，诱发心绞痛或心肌梗死。高血压患者亦不宜食用丰盛的晚餐，否则可使血压升高，加重病情。

（3）糖尿病：如果每天的晚餐都很丰盛，会使血糖升高，而中老年人利用糖的能力下降，就会刺激胰岛素大量分泌，加重胰腺负担，促使胰腺的衰退、老化，造成胰岛细胞功能早衰，终因胰岛素分泌不足而引起糖尿病的发生；亦可因长期晚餐过精、过饱导致肥胖后罹患糖尿病。糖尿病患者不但要控制饮食，更应严格控制晚餐。

（4）消化系疾病：晚餐不当，直接受到伤害的是消化系本身。晚餐丰盛，使胃肠负担加重，影响胃肠蠕动，可引起消化不良；亦可因过饱导致胃扩张。有晚餐后即睡觉习惯者，可影响胃肠消化功能，延长胃排空时间，促使胃酸分泌增多，日久可导致胃炎或胃溃疡的发生。吃了过腻的晚餐，睡眠后，装满食物的胃和十二指肠可压迫胆道口，造成胆汁分泌障碍，亦可引起急性胆囊炎或慢性胆囊炎的急性发作。有的胆石症病人夜间容易发生胆绞痛，这也和晚餐酒足饭饱有关。

更严重的是晚餐不当可引起急性胰腺炎。如晚餐时暴饮暴食或酗酒，促使胰腺分泌增加，腺体内压力升高，可发生胰腺管功能性梗阻。如患有十二指肠溃疡、胆道蛔虫病者，过食晚餐会使胰酶激活产生自身消化，引起急性胰腺炎；如果发生出血坏死型胰腺炎，极易导致夜间猝死。

（5）癌症：长期进食高蛋白、高脂肪性晚餐，而食入蔬菜过少者，由于夜间活动少，食物不能全部消化，肠蠕动缓慢，积粪在结肠内贮留时间延长，可产生胺、酚、氨、吲哚等毒性物质。由于长期毒物的刺激，可使大肠癌的发病率增高。

（6）尿路结石：据报道，日本松下医院曾对270名尿路结石患者进行调查研究，发现有97人爱在晚上9点后吃晚餐；还有25人有吃完夜宵后就上床睡觉的习惯，说明尿路结石与晚餐过晚有关。这是因为尿路结石的主要成分是钙，而食物中所含的钙质，除一部分被肠吸收利用外，多余的钙皆随尿液排出。人体排尿高峰一般在饭后4～5个小时，如晚餐过晚，大都吃了就睡，晚餐中的多余钙质就会和尿液一起潴留在尿路中，不能及时排出体外，尿液的含钙量会不断增加，经常如此，就会形成尿路结石。

（7）做梦多：晚餐过饱，胃肠的充盈可刺激自主神经，反射性地引起大脑皮层的兴奋；而且，消化系统各器官的运动也会对大脑皮层产生刺激，使大脑的部分细胞活跃起来，扩散到大脑皮层的其他部位，就会出现各种梦境，晚餐过饱所引起的梦既多，并且常做噩梦。可见，晚餐不当对健康长寿是不利的，应当引起重视。

但"少吃"不等于"不吃"。从养生的角度看，完全不吃晚餐也是不可取的。营养专家指出，晚餐中应尽量避免高糖、高脂肪类食物，不吃或少吃水果、甜点和油炸食物。不少人晚餐时喝酒，这样也不利于健康。过多的酒精在夜间会阻碍新陈代谢，因酒精的刺激，胃得不到休息，会导致睡眠不好。

晚餐应选择蔬菜等含纤维和碳水化合物多的食物。应有两种以上的蔬菜，既增加维生素，又可以提供纤维。晚餐应适当吃些粗粮，面食可适量减少，同时可以少量吃一些鱼类。

总之，晚餐什么时候吃、吃多少，比吃什么显得更重要。晚餐具体吃多少要依每个人的身体状况和个人的需要而定，以自我感觉不饿为度。最佳状态是自己觉得肚子只满了一半。这就是养生秘诀。

当然，任何规律都不是绝对的。体质瘦弱的脑力劳动者应该把晚餐作为他们补充营养的好机会。营养学家研究发现，晚餐摄入的营养物质更利于人体吸收。提高晚餐质量，可以有效地改善人体的营养状况。从事脑力劳动的人晚饭后大多有"开夜车"的习惯，有的晚饭后可能要工作、学习到夜间12点左右，这些人应适当加点夜宵，否则到临睡时饥肠辘辘，就会影响入睡，还会造成某些慢性胃肠疾病的发生。

晚练

现代很多人有晚上锻炼的习惯。从中医学的角度看，晚饭后、睡觉前的确是锻炼身体的好时机。因为酉时阳气潜伏，人体的生命活动由阴气主导，五脏六腑进入了自我修整的时期，这时候做一些运动，可以促进气血运行，促进脏腑的自我调整修复。但也正因为酉时肾经当值，阳气适于潜藏而不能张扬，所以晚上的锻炼同早晨的锻炼有很大不同，而应该轻缓，运动量不宜过大，主要以吐纳练息、内养调神为主。中医学在此方面有非常丰富的经验，以下即介绍几种最有利于养生的锻炼方法。

散步

人的一生当中，走，是最重要的日常活动。从出生后一岁左右蹒跚学步开始，到年老寿终正寝，几十年间走不停步。年轻之时不知走之可贵，到了老年方知人老先从腿上老，能否自主行走便成了衡量耄耋之人健康程度的一个重要标志了。徒步行走，作为一种简便易行、行之有效的锻炼身体的方式，正被越来越多的人所接受。

中国民间谚语有“饭后百步走，能活九十九”的说法，非常重视散步对养生的作用。的确，从医学角度看，行走锻炼对人体各系统生理功能的促进作用也是显而易见的。在循环系统方面，行走时肌肉的节律性伸缩有助于促进下肢静脉和淋巴的回流，从而消除下部瘀血，增强心脏功能，所以心脏病病人绝对卧床休息的传统做法并不可取，坚持适度的行走锻炼更为有益。行走对消化系统的影响是人所共知的。老年人由于胃肠蠕动缓慢容易出现腹胀、便秘、食欲不振等症状，通过行走锻炼能得到改善。行走锻炼还能调节神经活动。晨起行走一小时，精神焕发一天；睡前行走一小时，安然入睡一夜。行走锻炼还能改善肾区血液循环，增加肾脏血液流量，从而增强肾功能。坚持散步，益处多多！

散步不同于一般的行走，没有速度、时间的规定。散步的速度快慢及时间长短与人的年龄、身高、健康状况有关。一般的散步分为普通散步（每分钟60～90步）和快速散步（每分钟100步以上）。前者适用于一般的自我保健，后者是一种分阶段性的锻炼。

端正姿势。正确的姿势是：抬头，摆平下巴，眼往前看；收腹缩臀；双脚平行，脚尖朝前；步幅均匀，步态稳定；手臂可以适度摆动，也可以用力前后摆动以增进肩和胸廓的活动（此法适用于呼吸系统慢性病患者），也可以一边行走一边按摩腹部，以促进胃液分泌和胃的排空，有助于防治消化不良。

有规律的呼吸。呼气应比吸气时间长，并且均匀。此外，还应进行腹式呼吸（吸气鼓腹、呼气收腹）。鼓腹可使横膈下降，增加肺的吸气量，收腹则可使气体从肺中充分排出。冷天从暖和的屋里出来，要在屋前先站 2 ~ 3 分钟，用鼻子呼吸，适应后再开始散步。开始不要走得太快，以免出现呼吸困难，中老年人和心血管病患者尤其要注意。如果出现呼吸困难，就减慢速度，过一段时间再逐渐加快步子。走完后应感到不太累，甚至很舒服。每分钟脉搏次数不应超过正常过多。

散步时间。可以选择在自己方便的任何时候，如傍晚、饭后半小时或 45 分钟后、睡觉前等。活动地点最好在草地、河边、湖畔、海岸，城市居民则可以在较寂静的街道上进行。一定不要在污染严重的工业区散步，并尽量躲开每天空气污染高峰。

长期坚持。为了得到最大效益，必须长期坚持散步，每周至少 5 天，每天至少 45 分钟。养成锻炼的习惯之后，可延长散步的距离和时间，不必走到汗流浃背，但应走到出一点儿汗为好。最重要的是运动量要逐步加大，并持之以恒，才能真正“走”出健康来。

甩手功

甩手疗法是我国传统养生文化精华之一，它源于《少林达摩易筋经》，是一种适合体弱多病及中老年强身延年的简易养生健身功法。

中医理论认为，气血乃人身之本，阻滞则百病生，畅通则百病消，这就是甩手法能治病强身的原理。甩手养生功法是一种手甩身摇气鼓荡的有节律运动，待动作熟练、体质有所改善后，还可以以劳宫穴为交换外气的穴位，吸清呼浊，或者采吸

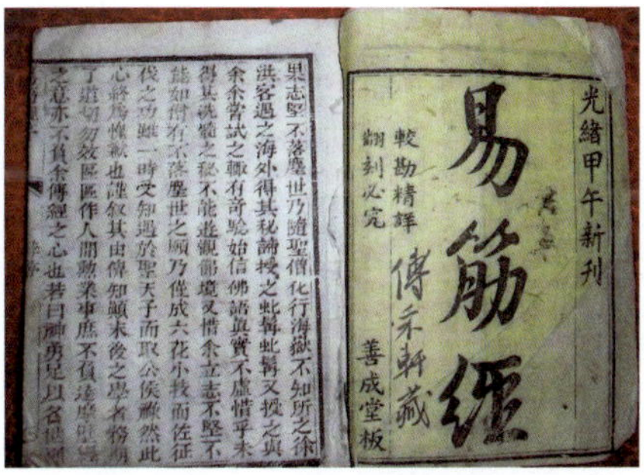

图 47 《易筋经》书影

少林达摩易筋经是少林寺僧人的一种功法，原为少林不传之秘，后少林寺为弘扬中华武术气功文化而主动解密。现少林达摩易筋经已被中国国家体育总局确定为向全国普及推广的传统健身功法之一

大自然的能量以补充自身；也可以意想天地灵气随重心在脚底移动而反复回荡，以增强后天肾气，取得更大的功效。对于防治其他慢性病，如肝炎、中风、肩酸、肩痛、肩周炎、关节炎、气管炎、高血压、心脏病、肾脏病、神经衰弱、动脉硬化、尿急尿频、月经不调等病，均具有法简效宏的作用。

其大致的练法是：

自然站立，头正身直，两脚分开与肩同宽，两手自然下垂，两眼平视，做到身松意静，呼吸自然，心情愉快，二目垂帘，面带笑容，内视玄关，舌抵上腭，气沉丹田。双手臂缓缓向前抬至与肩同高，掌心朝下，甩动时两手同时向下、向后甩动，身随手甩，而自然前后摆动。向后甩时脚趾拇指要用力抓地；力发于腰而作用于手，落于脚跟；身随手而自然前后摇摆，人的重心要随身体的摆动而在脚底前后移动。呼吸要轻、缓、匀长；鼓腹收腹应自然轻柔；甩手时要做到上虚下实、前虚后实，才能把手三阴三阳、足三阴三阳十二经络和奇经八脉都调动起来，促进气血在体内运行、鼓荡，从而通经脉、活气血、强五脏、壮筋骨、平阴阳，以致达到身强体健，祛病延年。

甩手特点是："上虚下实"，动作柔和，精神集中，两手摇动。这样可以改变体质上盛下虚的状态，使下部坚固，上身轻松，疾病自去。针灸推拿有反应，甩手后更有反应。反应就是气血在起变化，反应规律是胸腹松了，脚生热了，四肢末梢原来血液不足地方气血皆到了，三焦打通了，有打嗝、放屁、酸麻、冷热、虫爬蠕动等反应。病区反应都是正常的、有益的，只要不断勤习，坚持有恒，对改善体质很有帮助。

甩手"十六宜"口诀是：上宜虚、下宜实、头宜悬、口宜随、胸宜絮、背宜拔、腰宜轴、臂宜摇、肘宜沉、腕宜重、手宜划、腹宜质、胯宜松、肛宜提、跟宜稳、趾宜抓。

上宜"虚"，"虚"字乃空虚之意，可想上体完全空虚。下宜"实"，"实"字乃厚重之意，可想上轻下重。头宜"悬"，"悬"者挂也，想似有绳悬起顶上之发。口宜"随"，"随"者随合，将嘴巴微微合起。胸宜"絮"，"絮"是棉花，想胸部如棉花一样轻松无力。背宜"拔"，"拔"者像有东西在上而用力将你的背脊拔了起来。腰宜"轴"，"轴"是车轮轴，要感觉整个上半身都是以腰为轴左右转动。臂宜“摇”，要让双臂有摇摆的感觉。肘以“沉”，两手甩动时，肘部宜下沉，想像双肘很沉重。腕宜“重”，可想像两手很沉重。手宜“划”，感觉双手像划船桨一样，向两侧划动。腹宜“质”，“质”是坚硬的意思，要感觉腹部肌肉绷紧，有坚硬感。胯宜“松”，双手甩动时，两胯放松，胯部也随双手的动作自然晃动。肛宜“提”，在甩手时，肛门要紧缩，有向上“提”高的感觉。跟宜“稳”，脚后感着力，感觉紧贴地面，站立稳固。趾宜“抓”，脚趾做抓地的动作，感觉完全抓住了地面，和地面紧贴在一起。

站桩功

站桩功原来是武术中作为腰腿锻炼的基本功夫，是一种形、神同练的静气功。特点是以站桩为主，练功之人犹如树大根深，站立挺拔，配合意念和呼吸练功，使躯干四肢保持一定的姿势，肌肉呈持续性的静力性紧张，思想集中。

现代研究发现，站桩功一方面能使中枢神经得到休息，另一方面能促进血液循环，增强各个系统的新陈代谢，使五脏六腑、四肢百骸之功能得到协调，最终达到全身润泽、生机旺盛、祛病延年的目的。

在站式为主的基础上，根据上肢和下肢的姿势及体位高低，可分为多种形式。

（1）提抱式：两足分开与肩齐，膝微屈，体直头正，两手臂如抱一大气球，面带微笑。

（2）扶抱式：两臂稍抬，双手位于脐际，如扶按漂于水上的大气球。余同提抱式。

（3）撑按式：两臂抬至胸前，松肩，肘关节稍下垂，双手与肩间隔一尺，手心向内作抱球状，或手心向外作撑物状。余同提抱式。

（4）分水式：两臂稍弯曲，并向左右侧自然伸直，两手保持在脐横线以下，手心向下犹如分水。余同提抱式。

（5）休息式：即如平时站着休息的各种姿势，或反手贴腰，或扶物而站，或手

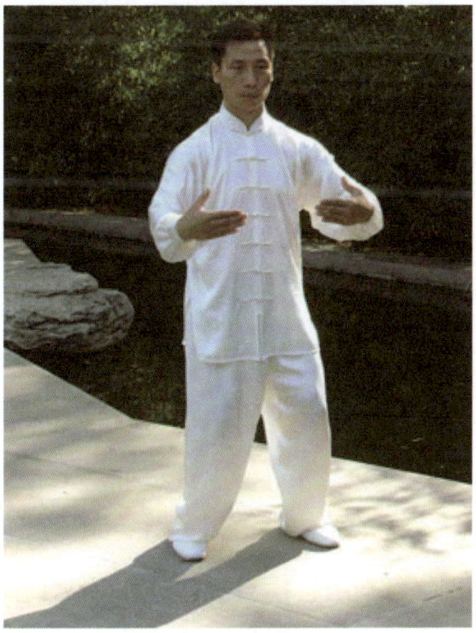

图 48　站桩功

插衣服口袋而立，或左右足前后分开，呈似走未走状。

练功时必须注意：每日练功 2 ～ 3 次，开始每次 10 分钟左右，然后逐步延长到 40 分钟左右。站桩过程中，如发现头晕、恶心、出虚汗时，必须停止练功，适当休息一下。站桩结束后，可自由活动一下，如感到全身酸麻时，可进行四肢自我按摩或拍打，站桩时的意守和呼吸，一般任其自然。

健康人练站桩功有增强体质的作用，慢性病患者则有治疗效果，尤其是高血压、神经衰弱、慢性胃肠炎、胃溃疡、关节炎等患者更为适宜。

保健功

保健功是一种由外向内的功法，是根据经络理论，循经取穴，以自己双手在头、颈、躯干、四肢等部位进行按摩，辅以身体各部位伸屈旋转活动的保健功法。共十八法，具体练法如下：

第一法：静坐。闭目盘膝，含胸，四指握拇指置于两侧腿上，舌抵上腭，意守丹田，自然或腹式呼吸，排除杂念，放松全身。

第二法：耳功。先用双手按摩耳轮，然后用两手鱼际部掩盖耳孔，压紧耳朵，手指置于脑后，食指压中指并向下滑动轻弹后脑。此法可解除头昏疼，防治耳鸣耳聋。

第三法：叩齿。上下牙齿轻轻叩打。此法可坚固牙齿，防止牙痛。

第四法：舌功。舌头在口腔内向牙齿外伸展、转动，先向左旋，再向右旋。

第五法：漱津。将唾液鼓漱 36 次，分三次咽下，上述两法可增进食欲，帮助消化，防治口苦口臭。

第六法：擦鼻。拇指指背擦鼻翼。可防感冒，治鼻炎。

第七法：目功。闭目，屈拇指，两拇指中节轻擦眼皮，再用拇指指背擦眼眉，然后眼球左右旋转。防治目疾，增进视力。

第八法：擦面。两掌搓热，由额擦至颌，再由下向上。可改变面部血液循环，少生皱纹。

第九法：项功。手指交叉抱后颈争力，前俯后仰。去肩痛、目昏。

第十法：揉肩。掌揉对侧肩。防治肩周炎。

第十一法：夹脊。屈肘半握拳，前后摆动，带动胸胁扭转。可改善肩部血液循环，增强内脏功能。

第十二法：搓腰。两掌搓热，分搓腰两侧。可防治腰痛、痛经、闭经。

第十三法：搓尾骨。两手食指、中指分别搓尾骨部骶椎两侧。可防治脱肛、痔瘘、便秘。

第十四法：搓丹田。先将两掌搓热，绕脐分别顺时针划圆摩腹。可助消化，治便秘腹胀；然后一手兜阴囊，一手擦丹田，左右手各 81 次。可防治遗精、阳痿、早泄。

第十五法：可揉膝。掌揉膝关节。可防治关节病。

第十六法：擦涌泉。两手食指、中指相并分别摩擦对侧脚心。此法可调节心率，防治头目眩晕、失眠。

第十七法：织布式。正坐，两腿伸直并拢，手心向足前推，上身前俯，呼气；然后手心向里返回，吸气。此法可防治腰背酸痛。

第十八法：和带脉。盘坐，两手在胸前相握，上身先左转，然后右转。

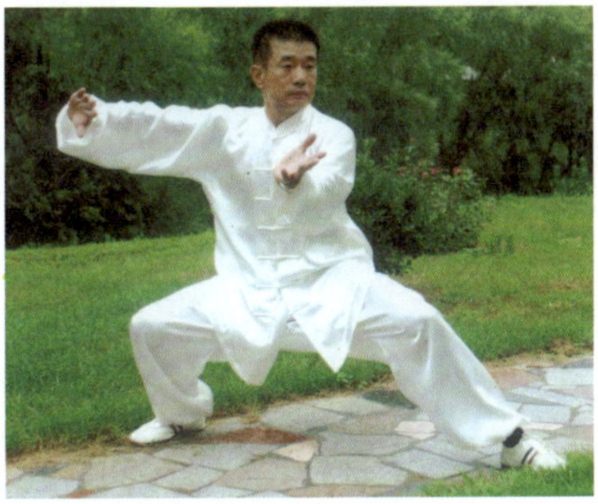

图 49　太极拳

太极拳也是一种非常好的锻炼手段。晨练、晚练都适宜

保健功法动作舒缓柔和，功法简便易行，男女老少咸宜，特别适用于老年人和慢性病患者，如能持之以恒，可以收到祛病延年之效。练保健功要掌握由轻到重、活动幅度由小到大的原则，以练后感觉舒适轻快为度。保健功既可按顺序从头到尾练习，也可根据个人的实际情况选择其中的若干节练习。

娱乐养生

晚上也是人们进行休闲娱乐活动的最适合时间。从中医养生的角度看，酉时和戌时都是进行娱乐养生的最佳时间。因为娱乐活动可以使人心情放松，变得轻松快乐，这正和这两个时辰的气血运行特点相适应。

娱乐养生是中医养生的重要内容之一。中医学家和养生家们总结出很多娱乐养生的经验和方法，下面介绍几种。

1．音乐养生

中医学非常重视音乐的养生和治疗作用。《黄帝内经》说："天有五音，人有五脏，天有六律，人有六腑。"认为音乐和人的五脏六腑是相合的，音乐感受于心，根据五行生克规律影响人的七情，进而达到协调人体阴阳气血、治病养生的目的。

音乐养生的方式包括音乐欣赏、演奏乐器、歌唱等。欣赏音乐可以抒发情感，调节情志，颐养五脏；演奏乐器，即吹、拉、弹、拨各种不同的乐器时，可以心手并用，既抒发情感，也活动肢体。而且手指的活动还可以健脑益智。唱歌则既能锻炼人的心肺功能，又能宣泄人的情感，吐出心中郁闷，增加呼吸量。中医学中有"长歌以泄郁"的说法。

2．弈棋养生

棋类活动在我国有非常悠久的历史。古代养生家也非常看重弈棋的养生作用。从中医养生的角度看，下棋时，凝神屏息，不闻局外，洁心涤虑，醒脑益智，修德养性，确有调心、调气、调身的功用。另外，以棋会友，能增进人际交往，排遣寂寞。特别是对老年人，下棋作为一种活动，可使人精神愉快，有所寄托，非常有益于身心健康。

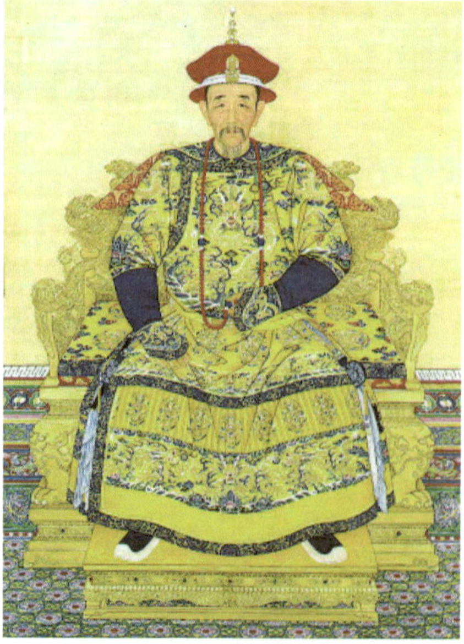

图 50　康熙像

康熙大帝比较长寿。他的养生之道中非常重要的一条就是"宽怀只有数行字"，也就是通过练习书法达到调节心情的目的

3．书画养生

书法和绘画历来被看做是重要的养生手段。中医学认为，书法和绘画既要用心，又要运气、用力，是一种很好的气功导引法，它可以使气血调和，健身防病。书画可调节心态，使情绪稳定。狂喜之时，习书画能凝神静气，精神集中；暴怒之时，能抑制肝火，心平气和；忧悲之时，习书画能散胸中之郁，使精神愉悦；过思之时，习

书画能转移情绪，抒发情感；惊恐之时，习书画能使人神态安稳，凝神定志。可见，书画活动非常有益于身心健康。古今书法家多长寿，如久负盛名的颜、柳、欧、赵四大家，其中三位都比较长寿，如颜真卿寿至76岁，柳公权87岁，欧阳询84岁。

书画也是一种高雅的艺术活动，能调节人的心理，净化人的心灵，培养人愉快的情绪和豁达的胸怀。

4．赏植花木

自古以来，鲜花以其颜色、馨香和风采，赢得了人们的喜爱。鲜花不仅能美化环境、净化空气，还有益于人们的身心健康。经常种植花木，可以活动筋骨、愉悦心情，增加生活情趣，达到养生的目的。晋代嵇康的《养生论》中就有“合欢解忿，萱草忘忧”的说法。

清代著名养生学家曹慈山，75岁以后，仍学而不厌，无书不读，吟诗作赋，写字画画，奏乐弹琴，著书立说，栽花植木，兴趣十分广泛。据《嘉善县志》载，他在院内累土为山，广植花木，以奉其母。并把他的养生经验写进《养生随笔》“院中植花木数十本，不求名种异卉，四时不绝便佳”，“阶前大缸贮水，养金鱼数尾”，并要求“事事不妨亲身之”。这些经验对今人养生仍具有启发意义。

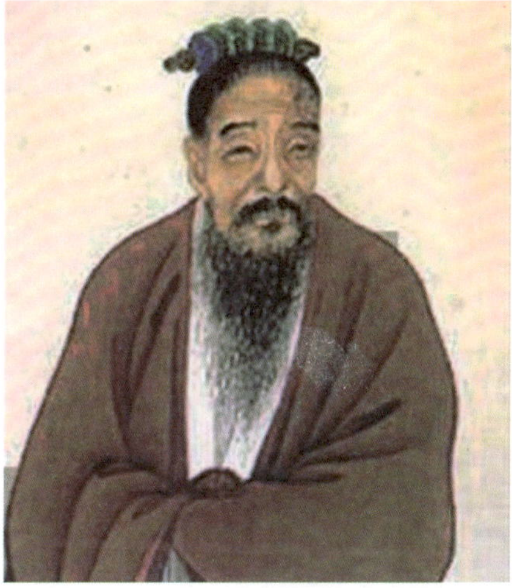

图51　嵇康像

嵇康（224—263），字叔夜，谯国铚县（现安徽宿州境内）人。晋代著名文人，“竹林七贤”之一。他是著名的琴艺家和哲学家，也是一位养生学者，他所著的《养生论》对后世有一定影响

娱乐养生的途径和方式很多，除上述介绍的几种外，还有跳舞、旅游、钓鱼等等。不同的人可以根据自己的实际情况选择一种或若干种，在晚饭后或业余时间从事，既自得其乐又有益健康长寿，何乐而不为。

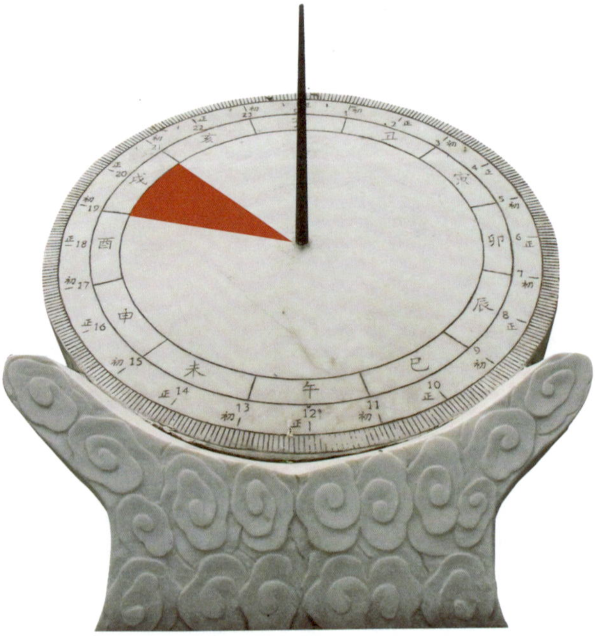

戌时：让心放松 8

戌时是下午 19：00 至晚上 21：00。

此时大自然中，太阳完全落山，天地进入黑暗。人体阴阳气血的生理活动与大自然相应，此时，人体中的阳气也大部分潜入人体内部，逐渐变得不那么活跃了，人的体力和心力都开始沉寂下来。从养生的角度看，人要适应这一生理规律，在这一时刻，不要从事比较重的体力和脑力劳动，而是要让身心都得到放松。

从子午流注的角度看，此时为心包经当值。心包经脉的气血运行最为活跃。在中医看来，心包是人体的一个器官，它的作用正如字面含义，是包着心脏，对心起到保护作用。心包亦称膻中。《素问 · 灵兰秘典论第八》中说："膻中者，臣使之官，喜乐出焉。"意思是说，心包还有一个重要作用，就是产生高兴、快乐的情绪。所以，人在戌时一般会更加轻松快乐。

顺应这一规律，从养生的角度看，此时，人应该尽量保持身心放松、心情愉快。比如，此时可待在家里，同亲人聊天，享受天伦之乐，或读书看报，或听听音乐等等。若从中医养生的角度讲，这一时辰有两件事应引起注意，那就是房事和沐浴。

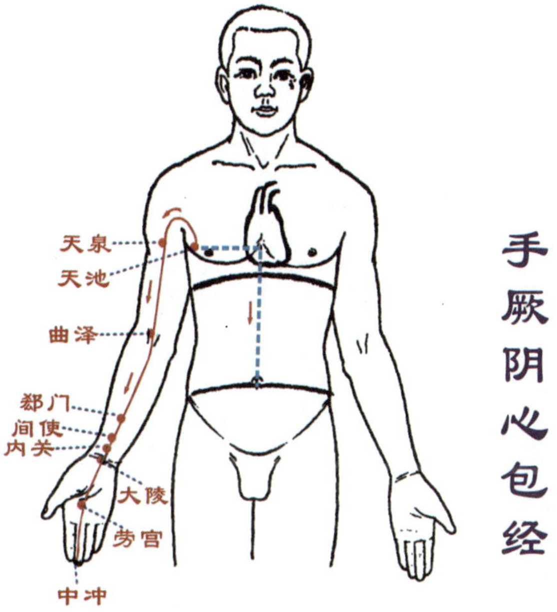

图 52　手厥阴心包经

房事

房事就是成年男女的交合。现代学术观点一般认为房事有两大功能，一是繁衍后代，一是娱乐，健康自然的性行为可以使人身心放松、心情快乐。而无论古今，一般人们的生活习惯，房事大都是在晚上睡觉前进行，因此，房事养生是戌时养生的重要内容。

中国古人对男女性事及其对健康的价值有深刻认识。《礼记》说“饮食男女，人之大欲存焉”，将性欲和食欲并举为不可抗拒的人的自然欲望。古老的中医学从阴阳整体观念认为男女交合乃阴阳之道，是人类的天性和生理需要。而且认为男女性事同人体健康有着密切关系。著名医家孙思邈在《千金要方》中说：“男不可无女，女不可无男，无女则意动，意动则神劳，神劳则损寿，若念真正无可思者，则大佳长生也，然而万无一有，强抑闲之，难持易失，使人漏精尿浊以致鬼交之病，损一而当百也。”正常的性生活可以增强夫妻婚姻生活的和谐幸福，协调体内的各种生理功能，促进性激素的正常分泌，有利于防止衰老。不适当的抑制性功能，或不健康的性生活则会引起一系列病理变化，带来许多疾病。实践证明，茕茕独处或旷男怨女多病而不寿。所以历代医家、养生家也十分重视房事养生。

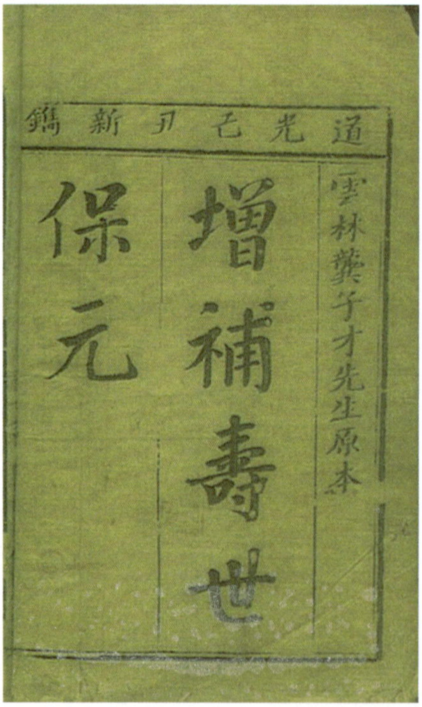

图 53　《寿世保元》书影

《寿世保元》，中医学典籍，明代医家龚廷贤著。全书共为十卷，内容涉及医学理论、疾病诊断和治疗、常用方药等等。该书也特别强调养生保健的重要性，主要思想是主张保护人体元气，许多具体的原则和方法至今依然极有价值

节欲保精

中医房事养生主张“节欲保精”。

所谓“节欲”，既不是禁欲，也不是纵欲，而是要求适当控制，适可而止。“节欲”的目的是为了“保精”，即保护肾精，不让肾精过多消耗。肾精乃先天之本，肾精充足则五脏六腑皆旺，正气存内邪不可干，防老益寿。现代医学研究证明：精液中含有大量的前列腺素、蛋白质、锌等微量元素，失精过多不仅造成这些物质丢失，而且会促使身体多种器官系统发生病理变化而加速衰老。精子和性激素是睾丸产生的，失精过多可使脑垂体前叶功能降低，加重睾丸负担，甚至抑制脑垂体前叶的分泌，导致睾丸萎缩，加速衰老。

如何做到“节欲保精”呢？最关键是注意两方面问题。

一是开始性活动和生育的起始年龄问题。

中国古代养生家历来主张“欲不可早”。《寿世保元》指出：“男子破阳太早，则伤其精气；女子破阴太早，则伤其血脉”，意思是说，无论男女性生活不能开始得太早，否则会给身体健康带来大伤害。

那么，什么年龄开始性行为较合适呢？《泰定养生主论》说：“古法以男三十而婚，女二十而嫁。”《素问·上古天真论》说：“女子，四七，筋骨坚，发长极，身体盛壮”，“丈夫，四八，筋骨隆盛，肌肉满壮”。就是说，女性 28 岁左右，男性 32 岁左右，是一生肾气最盛的时期，也是结婚生育的最佳年龄。当然，以上的年龄限制不一定完全拘泥，但从上述的论述可以看出来，中医学是主张人晚婚晚育的，从养生的角度看，性行为也好，生育也好，都不宜过早。

二是成年人日常性行为的频率问题。

房事的频率，相对多少是适度的呢？中国古代的性学著作《素女经》认为：“人年二十者，四日一泄；三十者八日一泄；四十者，十六日一泄；五十者二十日一泄，六十者，即当闭精勿复更泄也。”这种描述是比较科学的。现代医学也认为，一般来说，20 ～ 30 岁的人，性活动处于旺盛时期，每周可 3 次左右；31 ～ 40 岁的人，每周不超过 2 次；41 ～ 50 岁的人每周 1 次；51 ～ 60 岁的人，每月可 2 ～ 3 次左右；60 岁以后，进入老年期，应根据身体健康状况安排房事，并不禁止。

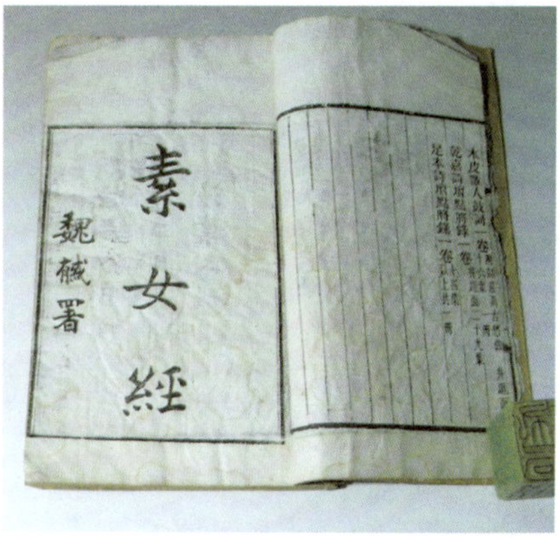

图 54　《素女经》书影

《素女经》是中国古代最重要的一本性学著作。可能是在战国至两汉之间完成，书名最早出现在晋朝葛洪所著的《抱朴子内篇·遐览》中，作者不详。此书原已失传，但后来发现日本人丹波康赖于 982 年编成的《医心方》一书中曾收集此书，现在人们所见到的《素女经》就是《医心方》所收集而经清代人叶德辉辑入《双梅景暗丛书》

这是从总体而言，各人可视具体情况而定。虽不必拘泥于此，但也要根据年龄、身体和健康状况安排。如果房事后感到精神委靡、腰酸背痛、头晕气短、食欲不振，提示房事过度，要节制一些。

孙思邈说：“人年四十以下，多有放恣，四十以上，即顿觉乏力，一时衰退，衰退既至，众症蜂起”，“所以善摄生者，凡举阳事辄盛，必谨百抑之，不可纵心竭意自贼也”。意思是说，一般人在四十岁前，因为精力较充沛，所以大都在性生活方面比较放纵，但一过四十岁后，马上就会觉得精力下降很快，性功能很快衰退，而随着性功能的衰退，身体方面的其他衰退症状也便蜂拥而来。之所以这样，就是因为四十岁前过度放纵而不自觉。所以，他认为，善于养生的人，即使觉得自己性功能还很强，也要努力控制，不要放纵。这种观点即使在今天看来，也是非常有道理的。

七损八益

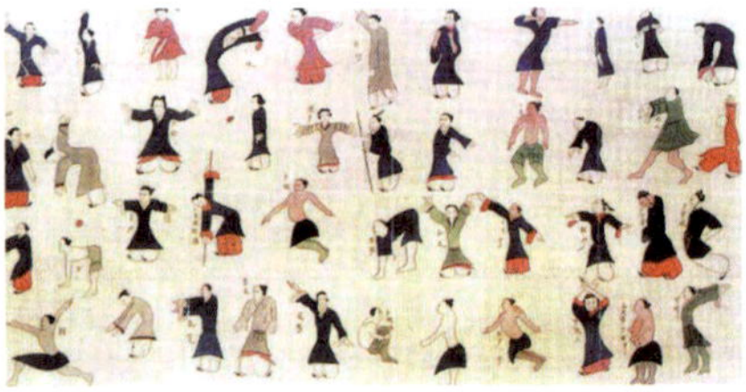

图 55　马王堆出土导引图（修复品）

马王堆汉墓在长沙市区东郊四千米处的浏阳河旁的马王堆乡，因传为楚王马殷的墓地，故名马王堆。1972 年至 1974 年先后在长沙市区东郊浏阳河旁的马王堆乡挖掘出土三座汉墓。马王堆汉墓的发掘，为研究西汉初期手工业和科学技术的发展，以及当时的历史、文化和社会生活等方面，提供了极为重要的实物资料，对我国的历史和科学研究均有巨大价值，其出土文物异常珍贵。其中有帛书《五十二病方》、竹简《天下至道谈》等十几种医学书籍，而这些书籍中相当一部分是同养生、性学有关的

关于房事养生，中医学还有个非常著名的理论叫“七损八益”。“七损八益”的说法由来已久，《黄帝内经》中即有相关记载，但其内容究竟是什么学者们一直有争议，直到湖南长沙马王堆出土的西汉早期墓葬竹简古医书《天下至道谈》，才揭开了它的秘密。

所谓“七损”，说的是一些不良的性行为习惯，和在房事过程中出现的一些不好的情况，古人将这些习惯和情况概括为 7 种。具体包括：

“一曰闭”。指男性在性交的过程中阴茎疼痛，或精道闭塞不通，无精可泄，这叫“内闭”。

“二曰泄”。指在性交过程中汗出不止，这叫阳气“外泄”。

“三曰竭”。指房事没有节制，过于频繁而导致精液虚耗以至于枯竭。

“四曰勿”。指男性阳痿。阴茎不举，无法进行正常性交。

“五曰烦”。指性交过程中呼吸急促带喘，心中懊恼，神昏意乱。

“六曰绝”。指没有欲望时勉强行房，尤其是指女方根本没有性要求时，男方急于行房，对女方带来极大痛苦。

"七曰费"。指性爱时急速图快，匆匆进行，匆匆结束，徒然浪费精气而已。

七损，顾名思义，对身体健康会带来损害，因此，为健康起见，在房事中应尽量避免以上的不良习惯，如果出现上面提到的情况，应格外注意，马上停止房事而通过休养生息或其他办法予以调节。

"八益"则是指对房事有益处的 8 种行为，具体包括：

"一曰治气"。即对身体中的"气"进行调节。具体做法是，每天早晨起床后正坐在床上，伸直脊背，放松臀部，收缩肛门，用意念引导体内的气向小腹下行。

"二曰致沫"。"沫"指唾液，"致沫"就是产生唾液。具体做法是，紧接上一个动作，等待口中慢慢分泌唾液，唾液充满口腔时，将其吞咽下去，用意念引导唾液通往前阴。以上两条实质都是利用其他时间锻炼性功能。

"三曰知时"。即知道时机，也就是要了解进行房事的合适时机。具体的要领是，房事前，夫妻应相互爱抚、嬉戏，等双方都有了强烈欲望后再行房。这一条指的性前戏。

"四曰蓄气"。即蓄养精气。性爱过程中，男女双方都应尽量放松背部、收缩肛门，用意念引导体内的气下行，使下体精气充满。

"五曰和沫"。这里的"沫"指女性的阴道分泌物，"和沫"即和谐增液，指在性爱过程中，男性要放慢动作，不能过于粗暴、急躁，而是要尽量轻柔、舒缓，以协调女方性兴奋的程度，让女性阴道内的液体充分分泌，足够润滑合适，以到达男女双方共同兴奋、和谐的目的。

"六曰积气"。即积攒气力。性爱时，动作节奏不要过快、连续不断，而是要在每一步后都稍有停顿，这样一来是为保存男方的气力，不至于疲劳；二来是便于女性充分体验快感。

"七曰持赢"。"赢"指性高潮。"持赢"即性交过程中，感觉高潮就要到来时，应该缩回阴茎，停止动作，深呼吸，吸入清气，并以意念引气下行，平静地等待性高潮的到来。其目的是保护精气，不要使精气过多损耗。

"八曰定倾"。指高潮后，男方在阴茎没有完全疲软前抽出女体，并停止一切动作，静卧休养。

综上所述，可知所谓"八益"是在进行房事的整个过程中，通过有目的地调节呼吸、动作，以达到提高性交质量，保护身体健康的一系列“导引”或锻炼方法。

房事十忌

古人在长期的医学实践和生活实践中，观察到许多不合适的时间和场合，认为只要避开这些时间和场合，就可以达到预防损伤和疾病的目的，这就是性交的禁忌。总结古代中医和养生家们的观点，性交的禁忌可概括为以下 10 条。

一忌逆情性交

即在情绪不好的时候，不宜性交。《诸病源候论》指出，夫妇争吵之后，气愤的心情未曾平复，此时勉强交合，会使子宫气血闭塞，积聚为病，造成经血崩漏或带下黄白如膏等病症。《千金要方》也说，发怒之时，气血未定，男女交合会使人发生痈疽之病。此外，或惊吓恐惧，或忧愁悲伤，或抑郁思虑等等，在这些情绪下，均不宜勉强进行性交。

二忌强力交合

所谓“强力”，在中医古籍中是指性交频繁过密、劳累过度、汗出过多等体力消耗过大的状态，总之是力不足而勉强从事的状态。唐代著名医家王冰说：“强力入房则精耗，精耗则肾伤，肾伤则髓气内枯，腰痛不能俯仰”，指出强力交合会引起肾精枯竭而腰痛。所以，在精力不足、比较疲劳的情况下，要尽量避免性交。

三忌酒后入房

中医学认为酒性大热，能灼耗人体精血，又能煽动性欲之火。酒性引发的性欲并不是出自人体真实的生理需要，而是外来刺激所致，所以会导致人在性交中的超量泄出，引起肝气大伤，导致一系列疾病。现代医学临床也证明，性功能障碍、糖尿病、心血管疾病、骨髓炎之类的疾病，与酒后入房有相当密切的关系。

值得一提的是，忌酒后入房不仅是针对男性，对女性也不例外。《素问·腹中论》就记载女性“若醉入房中，气竭肝伤，故月事衰少不来也”，即女性酒后性交，会导致月经量减少甚至枯竭不至。

四忌带病交合

患病期间或疾病初愈之时，精血虚弱，若同房交接，会使精津气血更加亏损不足，不仅不利于康复，更可以导致病情加重或疾病复发，甚至精血脱亡，死于非命。《伤寒论》、《千金要方》等古医籍都曾记载过带病交合的不良后果。

五忌忍尿入房

忍尿入房会损伤生殖器官，这是因为小便储积膀胱，下焦气血运行不畅，此时性交，是下体充血，更加重了下焦气血壅滞，使经脉阻塞、血气瘀滞，临床上会出现大小便困难、尿道涩痛或刺痛、小腹肿硬等症状。

六忌经期同房

中医学很早就指出妇女月经期间性交的危害性。很多中医古籍对此都一再强调。如《诸病源候论》就说“月水不止而合阴阳，精气入内，令月水不节，内生积聚，令绝子，不复产乳”，意思是说，经期性交会引起月经失调、肿瘤等疾病，并会导致不孕症。现代医学也认为，妇女行经期间，子宫口张开，子宫内膜脱落，血管破裂，抵抗力下降，血中激素水平下降。此时同房，极易造成感染，引起妇科疾病。

七忌产褥交合

即在妇女分娩后的产褥期内应严禁性交。忌产褥交合的道理同忌经期同房一样，都是因为子宫口张开，容易感染，引起各种妇科病。《素女经》对产褥期交合引起的疾病罗列很多，有月经不调、崩漏、少腹拘急胀满、胸胁胸背引痛、肌肉消瘦、饮食不调、腹内积聚之病……如情况严重，还会引起产妇神志昏迷、恶寒发热、四肢振动、外阴肿胀、小便不紧等病，日久可导致不孕。由于产褥期同房的严重后果，所以古人对产后恢复性生活的日期定为“产后满百日，乃可合会”。

八忌违时性交

中医学“天人相应”理论认为人的生理运行规律和自然界的运行规律是一致的，因此性活动也应依据大自然的规律来进行，具体要求就是在有可能损伤肾气的日期，禁止同房。金元时期的名医朱丹溪在《格致余论》中详细提出了性交禁忌的时令、日辰：

一年之中，（农历）四、五、六、十、十一共五个月，要避免性交，因为四、五两月火旺，六月土旺，十、十一两月人体阳气要潜藏，如这几个月性交，会对肾阴肾阳造成伤害，危害健康。

一月之中，（农历）二十五日至下月二三日之间，不宜性交。因为这几天是

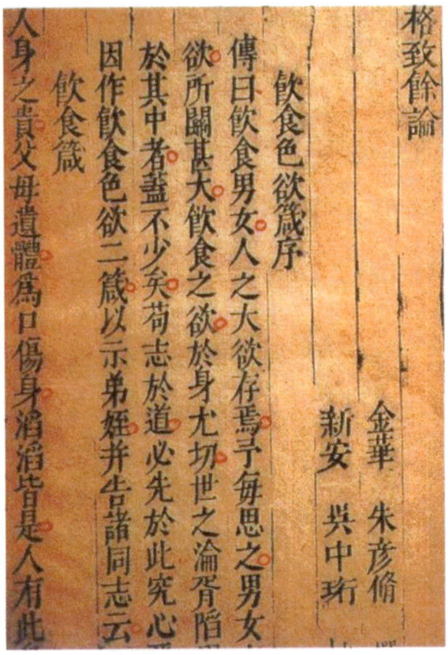
格致餘論
金華 朱彥脩
新安 吳中珩
飲食色欲箴序
傳曰飲食男女人之大欲存焉予每思之男女
欲所關甚大飲食之欲於身尤切世之淪胥陷
於其中者蓋不少矣苟志於道必先於此究心
因作飲食色欲二箴以示弟姪并告諸同志云
飲食箴
人身之貴父母遺體為口傷身滔滔皆是人有此

图 56 《格致余论》书影

历代医家都主张节制性欲。元代医家朱丹溪在其著作《格致余论》对性卫生有许多论述，书中尤其阐述纵欲伤身的原理，劝人节欲保精

月黑晦日，人体气血最虚，如性交，会损害健康。

而一日之中，无固定时间的禁忌，但若遇大风、大雾、雷电、暴寒、暴热、日食等怪异天象或异常气候，以及人忧愁愤怒、惊恐悲哀、醉饱劳倦、谋虑勤动等身心处于异常状态时，也不宜性交，否则会导致人体气血运行紊乱或精气损耗。

朱丹溪的观点是否科学，现在还很难判断。但其思想还是有一定合理性的，那就是性交要慎重，除考虑人体需求外，还应考虑自然环境、天气变化等环境因素。

九忌以药助性

前些年美国人发明了一种加强男性性功能的药物“伟哥”，风靡全球。事实上，中医学早就发现了很多种可以加强性功能的药物，并在临床中使用，中国人一般称之为“壮阳药”或“春药”。但中医学同时也认为，任何春药只可暂时一用，不宜久服，更不宜作为日常性生活的辅助品来长期使用，否则会对身体健康造成极大危害。

十忌手淫过度

手淫，古代中医称为“外淫”、“强泄”。手淫偶尔为之，并无大害，但过于频繁，甚至成瘾，就会对健康造成不利影响，这是当前医学的共识，也是传统中医学的观点。中医格外强调过度手淫对人体的危害，如《医心方》、《玉房秘诀》等古医籍，都认为过度手淫会扰乱气血正常运行，损耗精血，损伤肝肾，出现精神委靡、头痛头晕、烦躁失眠、健忘心悸、腰酸腿软等症状，病情日久，甚至会缩短寿命，“皆贼年命，早老速死”。

房事卫生

健康和谐的性生活能够使夫妻双方保持精神愉快、心情舒畅，增进性爱，促进身心健康。为了保持性生活的美满幸福，不至于因性生活而对身体带来有害的影响，做好房事卫生非常重要，不然会带来很多不必要的麻烦，甚至还会发生大问题。“私密处”的日常卫生主要注意以下一些事项。

每日温水清洗外阴和肛门区域。清洗外阴部要用清水，清洗肛门避免使用刺激性肥皂。要有专用毛巾、清洗盆，注意从前向后洗，先清洗外阴，再清洗肛门区域，有条件最好用喷头喷洗。

每次大便后，要用软性手纸由前向后擦肛门，有条件最好立即清洗一次。

毛巾要注意清洗干净。每日换洗内裤，内裤应选择纯棉、真丝类柔软材质，少用化纤类，避免穿过度紧身的内裤。毛巾、内裤应在阳光下晾晒，在潮湿的环境下阴干容易滋生真菌。

不论是男性还是女性的外生殖器，其黏膜外都有皱褶，很容易滋生细菌。男性的包皮与龟头之间，常藏有白色的包皮垢，存有很多细菌，如不及时清洗也会造成阴茎头和包皮炎。女性尿道、阴道、肛门紧邻，病菌容易相互污染。每次房事，男子的精液和女子阴道分泌的黏液，会粘在外生殖器上，阴道口或阴茎上的污物还会被带入阴道内，引起炎症。因此房事前后仔细地清洗男女双方的外生殖器，是防止生殖道炎症、阻断各种传染病的重要措施之一。男子要注意洗净阴茎、阴囊，并将包皮向阴茎部牵拉，以充分暴露出阴茎头并清洗干净。女性清洗外阴要注意大小阴唇间、阴道前庭部，阴道内不需要清洗。

房事前后还应各排尿一次。房事前排尿，可防止膨胀的膀胱受压带来不适，影响性生活质量。房事后也应排尿一次，让尿液冲洗尿道口，可把少量的细菌冲刷掉，预防尿路感染。特别是女方。因尿道比较短，一旦感染，容易上行引起肾盂肾炎。

夫妇双方每次在房事前后都应该做好自身的清洁洗漱，房事前洗个温水澡，会增加彼此身体的爽快感，对性生活的完美很有益。但不宜长时间洗热水澡，这是因为沐浴后皮肤血管都会充分扩张，血液大量流向皮肤扩张的血管中，如果这时马上过性生活，性器官急剧充血，就必须调动分布在全身扩张血管中的血液去补充，结果很容易导致体内血液循环的失衡，使其他器官的供血量减少，引起头晕、乏力、心悸等身体不适，严重时血糖可能偏低。心血管疾病的患者还可能发生心肌缺血、心绞痛。

另外，房事后也不宜马上洗热水澡。因为洗澡会使血液涌向皮肤和肌肉组织，容易减少其他重要器官的供血，心脏和大脑的供血一旦减少，其正常的生理功能就会受到影响，一些疾病就会被诱发。夏日房事后大汗会影响睡眠，可用温水稍事淋浴。

新婚处女膜破裂后的几天内，局部有伤口，房事时会疼痛，护理不好还会发炎，做丈夫的应体谅新婚妻子；月经期不要有房事，防止引起妇科病；产褥期，生殖器官尚未恢复正常，应禁止房事；怀孕开始 3 个月和临产前 3 个月，不宜行房事，以免引起流产或早产；夫妇性器官有炎症时，重病或传染性疾病期间，应遵医嘱避免房事。

沐浴

沐浴，从字面上看，“沐”是洗头，“浴”是洗身，“沐浴”也就是日常口语所说的“洗澡”。但若仔细推敲起来，沐浴和洗澡还是有区别的。洗澡只是通过洗浴将身体洗干净，而沐浴则没那么简单，除了要洗干净，还包括要把身体搞得更加舒服、健康，让心情更加舒畅。沐浴的要求显然比洗澡高。

中国人自古以来都重视沐浴，对沐浴有很多讲究，很多地方沐浴甚至已发展成为一种“文化”，不仅是一种卫生活动，更是一种休闲娱乐活动，很多澡堂、浴场、洗浴中心成为一个地方最主要的娱乐场所。

当然，沐浴可随时进行，但从今天中国人的一般习惯来说，大多是在晚上睡觉前进行，而且是在自己家中进行。从中医学的角度看，在这个时间段是合适的，一来，此时沐浴可以使身体洁净、放松，消除疲劳，利于睡眠；二来，此时沐浴也可使身体得到极大放松，使心情变得愉悦，符合身体阴阳气血运行的内在机制，有益于养身保健。

沐浴的要领

洗澡不仅可以消除身体污垢和老化的角质，促进皮肤的血液循环和新陈代谢，还可以提神醒脑，加深睡眠，增强抗病能力。由于皮肤水分得到补充，洗涤剂、浴水和水蒸气的作用，使得浴后的皮肤特别光滑、润泽、富有弹性，而且芳香宜人，故出浴后的人也最美，最富有魅力。无怪乎，古今中外许多文人墨客对此颇费笔墨。

炎炎夏日，洗浴对皮肤病患者尤为重要。它不仅可清除皮疹的分泌物、痂皮和陈旧的外用药，还可消除臭味、防止感染、增加药效。生活中很多人都知道洗浴对皮肤及皮肤病有好处，但洗浴时，不讲究其中的学问，不分皮肤性质，不管季节气候，不论年龄大小和病情需要的大有人在，经常热水烫洗皮肤，反复搓洗皮肤和用碱性的洗涤剂，结果反而把本来光滑、润泽的皮肤洗得干裂粗糙不堪，加重甚至诱发原有的皮肤病，如皮炎、湿疹等。更有甚者，像老年人和皮肤干燥者因过度洗浴洗出了瘙痒症；婴幼儿因洗浴不当，落下了尿布皮炎等。这样的事例，时有发生，屡见不鲜。

那么，如何科学地进行洗浴呢？

首先要掌握好频度。多长时间洗一次澡才合适呢？没有标准答案，要因时、因地、因人而异。我国北方气候干燥，生活在北方的人一般出汗较少，皮肤油脂分泌不多，所以洗澡不宜太频繁，几天一次或一周一次是可以的；而南方较湿热，皮肤油脂分泌较多，洗澡可较频繁，每天一次或几次是合适的。夏季出汗较多，宜每天洗浴，因为汗水中所含盐分及废物对皮肤有刺激。冬季皮脂分泌和出汗较少，每周洗浴 1 ～ 2 次即可。又因此时空气比较干燥，加上气温较低，皮肤表面的皮脂膜难以形成，因此，沐浴后，当皮肤还是潮湿的时候，最好涂上一些润滑剂，特别是在一些容易干燥的部位，如颜面、四肢、手、足等，这对补充皮肤水分不足十分有利。剧烈运动和劳动之后，也应及时洗澡以保持皮肤清洁，但注意大汗时不宜立即洗澡，否则易发生各种疾病。另外，像老年人和皮肤干燥者洗浴没必要太频繁，洗后还要涂一些保护性乳剂。对于鳞屑过多、皮肤肥厚、苔癣化明显的慢性皮肤病如银屑病患者，则要求多洗，每天 1 ～ 2 次，浴后涂药，疗效更好。

其次，要掌握好沐浴的时间、温度。沐浴最好不要超过 20 分钟，室温以 20 ～ 22℃为宜，最理想的浴水温度和你的体温一样，37℃上下。过长时间的洗浴，过高的水温和室温都会增加皮肤的脱水，令你疲劳，并增加心脏和血液的负担，造成昏厥。

另外，洗浴时最好选用中性或是弱碱性的香皂或沐浴露，除非你是油性皮肤，且皮脂腺分泌特别旺盛，皮肤表面皮脂堆积较多时，才能使用碱性稍强的洗涤剂。不过请注意不要过度搓洗和挠洗，否则会洗脱皮脂膜，使皮肤干燥，而要施以轻泡和冲洗。浴后不要急于外出。过饥过饱也不宜入浴。餐后 1 小时后再洗澡，饱餐后立即洗澡全身表皮血管被热水刺激扩张，较多的血液流向体表，腹腔血液供应减少，特别是老年人，更容易引起低血糖，甚至虚脱或昏倒。别忘了浴前喝一杯水或果汁，浴后稍进一些食物，以及时补充沐浴时的体力消耗和水分损失。

药浴

最具中医学特色的沐浴养生法，当属药浴养生法。药浴，顾名思义，就是将中药制成中药浴液来进行沐浴，以达到养生健体、治病防病的目的。

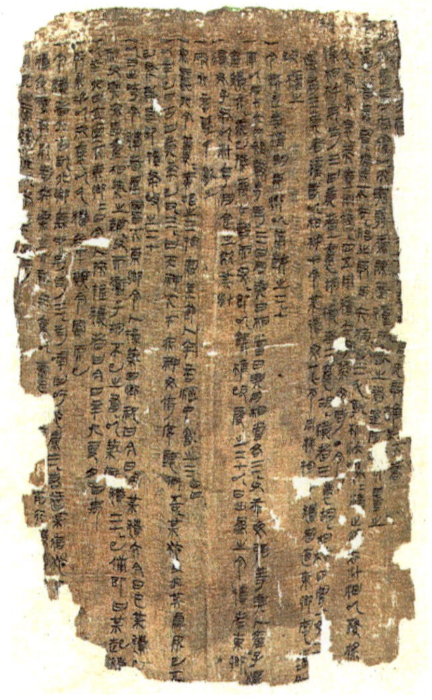

图 57 帛书《五十二病方》

1973 年湖南长沙马王堆三号汉墓出土，属西汉时期文物。是现存我国最古的医学方书，全书为九千九百十一字，抄录于一帛质长卷上。此书所载绝大多数为外科病，其次为内科疾病，还有少量妇儿科疾病。其中还记录了灸、砭、熨、熏等多种外治法

中药浴养生法历史悠久，早在 3000 多年前的殷商时期，宫廷中就盛行用药物进行沐浴，以防治疾病。我国现存最早的医书——马王堆出土的帛书《五十二病方》中就有中药浴疗法的记载。经过历代中医家的临床实践，积累了大量有效的药浴方剂，下面即介绍几种常用的药浴方。

1．润肤增白浴方

白茯苓、白芷、薏米、当归各 30 克。本方中白茯苓、白芷、薏米有健脾利湿、增白润肤作用，尤其是薏米，不仅能养护肌肤，还能消除皮肤赘生物。白芷、当归有增白消斑、活血祛瘀香身的功效。

2．五白浴方

白及、白芷、白鲜皮、白蒺藜、白矾各适量。本方具有滋阴活血、除湿止痒之功效，可滋润皮肤，防治皮肤瘙痒、皮肤

干燥、皮肤皲裂等。

3．红花舒筋浴

红花、伸筋藤、透骨草、高良姜、细辛各适量。本方具有舒筋活络、温经通脉、增强全身血液循环、消除疲劳等功效。

4．乳香活络浴

乳香、没药、玄胡、川椒、刘寄奴各适量。本方具有活血通络、温经通脉、增强全身血液循环、防治颈椎病、腰腿痛、消除疲劳等功效。

5．舒络通经浴

松节、当归、钩藤、海风藤、牛膝、木瓜各适量。本方具有舒络通经、活血通脉、改善血液循环、消除疲劳、防治高血压等功效。

6．桂枝温经浴

桂枝、赤芍、干姜、细辛、鸡血藤、红花、当归各适量。本方具有温经通阳、散寒、祛瘀通脉止痛、祛风除湿等功效，用于长期阳气偏虚、肢体不易温暖者，对痛经者也有良效。

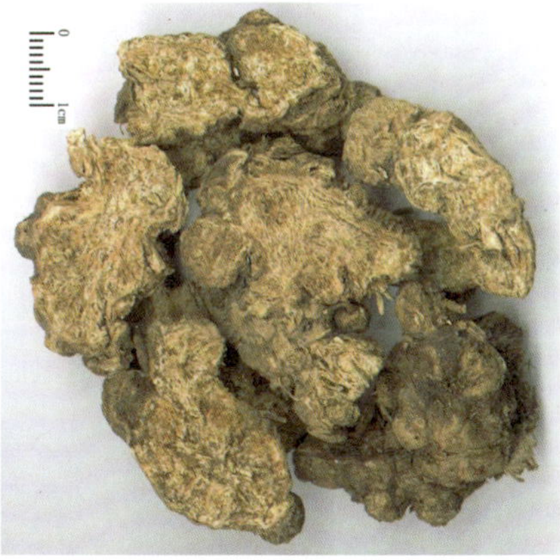

图 58　苍术饮片

苍术是一味常用中药，中医学认为其味辛、苦，温。归脾、胃、肝经。功能燥湿健脾，祛风散寒，明目。主治脘腹胀满、泄泻水肿、脚气痿躄、风湿痹痛、风寒感冒、夜盲等病症。也常用于预防治疗各种皮肤病，特别是皮肤遭湿邪侵犯引起的湿疹、皮炎等病

7．苍柏祛湿浴

苍术、黄柏、薏苡仁、苦参、丹皮、防风、荆芥、牛膝、地肤子各适量。本方具有祛风燥湿之功效，能治疗湿热所致的皮肤瘙痒、肛周湿疹等。

8．痛痹浴

独活、羌活、桂枝、桑枝、当归、红花、川芎、艾叶、生草乌各适量。本方具有养血活血、祛湿通络、止痛等功效，能防治关节痹痛、颈肩腰腿酸痛、中风后遗偏瘫。

9．安眠浴

远志、枇杷叶、龙骨、牡蛎、牛膝、夜交藤、合欢花各适量。本方能协调阴阳，

安神定志，调舒气机，能调节改善睡眠状态、舒缓情绪、消除疲劳。

10．山楂减肥浴

山楂、当归、海藻、麻黄、荷叶、车前草、荆芥、薄荷、明矾、白芷各适量。本方具有活血通络、润滑皮肤、消油祛脂、除臭轻身等作用。

11．防风强身浴

防风、甘遂、芫花、细辛、桑枝、生姜、荆芥各适量。本方能温经祛风、增强机体的抗病能力，可预防感冒、过敏性鼻炎、哮喘、荨麻疹等。

12．仙椒增爱浴

仙灵脾、蛇床子、五倍子、花椒、川芎各适量。本方能强身活血、提高男女之性欲，并能改善男性勃起功能障碍、早泄以及女性性冷淡等问题。

13. 蜂房增欲浴

露蜂房、蛇床子、地肤子、炮附子、牛膝、川芎各适量。本方能温肾益气、除湿固精，从而促进性欲，延长性交时间，以达到防治早泄、阳痿、阴冷、性欲低下等作用。

14．玫瑰疏郁浴

玫瑰花、柴胡、香附、当归、薄荷、红花、夜交藤各适量。本方能行气解郁、和血安神、散瘀止痛，能缓和人的紧张情绪，对因紧张而致的头痛、失眠多梦、痛经等有效。

15．菊椒浴头方

菊花、川椒、独活、防风、细辛、桂枝各适量。本方具有祛风湿、温经活血、去头皮屑止痒的功效。

药浴液的制取方法为：将以上药物各取适量，如平时煮口服中药一样，用水浸泡半小时以上，煎煮成药汁。然后将药汁兑入洗澡水中，水温约在40～50℃，每次浸浴2分钟左右，每日1次或隔日1次，或视个人具体情况而定。一般每剂药物可煎煮2次。浴后用干毛巾拭干身体，盖被静卧片刻。

家庭温泉浴

当然，沐浴不一定非使用中药不可，毕竟准备中药浴液还是有点儿麻烦。其实，也可以用更加简便的办法——家庭温泉浴，同样可以发挥很好的保健作用。

中医学很早就注意到温泉浴有很好的保健和辅助治疗作用，李时珍的《本草纲目》记载“温泉主治诸风湿、筋骨挛缩及肌皮顽疥、手足不遂……”。温泉治病的原理在于其泉水中含有一些特殊的化学物质。对于大多数人来说，经常泡天然的温泉浴是不大可能的，但我们明白了温泉浴的原理，就可以利用日常生活中常见的一些物质作为添加剂，自制“温泉”，同样可以达到洗温泉浴的目的。中医古籍中也记载着很多这样的方法。下面介绍几种常见的“家庭温泉浴”。

1．酒浴

在温热的洗澡水中加入500毫升白酒，再行洗浴。酒浴对血液循环具有促进作用，可调节体内的新陈代谢和神经传导，对皮肤有良性刺激，使皮肤光滑、柔润、富有弹性，同时对神经痛、风湿性关节炎等有辅助治疗作用，还能防治伤风感冒，对神经性皮炎、湿疹、皮肤瘙痒等皮肤疾患均有很好的疗效。

2．醋浴

在热洗澡水中加500毫升食用陈醋，再行洗浴。此法有活血止痛、祛风止痒的功效，可使肌肤细嫩，能加快扩张的汗毛孔收缩，使皮肤粗糙者变得光洁细嫩，消除色素斑和防止皮肤老化，使皮肤变白，且能中和皮肤表面的碱性，杀灭细菌，是女性美容的最好沐浴方法。对多种皮肤病也有治疗效果，还可消除疲劳。外出旅行疲乏，洗一个醋水浴，会使肌肉轻松，身体舒适。

3．茶浴

在热洗澡水中加入茶叶若干，或将泡好的茶水兑入洗澡水中，再行洗浴。茶浴具有护肤功效。皮肤干燥的人经过几次茶浴就能使皮肤变得光滑细嫩。茶浴后全身会散发出茶叶的清香，感到舒适凉爽。

4．艾叶浴

在洗澡水中加入艾叶，浴后会有温暖感，可去骨节风寒，治疗四肢麻木、腰酸背痛，使人神气清爽、红光满面。

5．奶浴

在洗澡水中加入一杯全脂牛奶，外加一定比例的蜂蜜、西瓜汁、小苏打、盐，

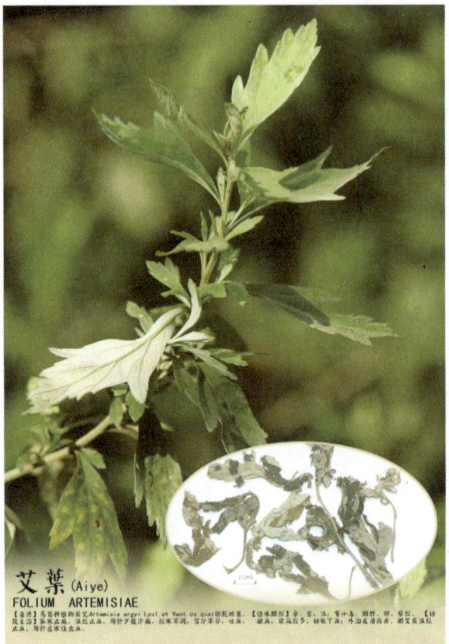

图 59　艾叶

艾叶，又名艾蒿、灸草、蕲艾、黄草、家艾、草蓬、艾蓬、狼尾蒿子、香艾、野莲头、阿及艾。为菊科植物艾的干燥叶，中医认为可用作药物，味辛、苦，温；有小毒。归肝、脾、肾经。功用散寒止痛，温经止血。用于少腹冷痛，经寒不调，宫冷不孕，吐血，衄血，崩漏经多，妊娠下血；外治皮肤瘙痒、脱皮。醋艾炭温经止血。用于虚寒性出血

搅匀后洗浴全身，能使皮肤毛孔收缩，止痒解乏，疗肌爽肤，皮肤变得光泽柔滑。传说中，唐朝的杨贵妃就习惯洗牛奶浴。

6．盐浴

洗浴时用食盐在肩、腰、腹、脚等部位加以搓擦，充分按摩，使皮肤呈赤红色后用清水冲洗，然后进入浴缸在温水中浸泡 20 分钟。盐浴可以促进血液流畅，而且盐具有渗透性，可渗入皮肤内，将毛孔内多余的水分及微细物质、脂肪等换出，故能达到减肥效果。盐水浴还能使皮肤洁白，增加弹性。此外，盐浴对神经系统有镇静作用，对减除疲劳、缓解腰腿痛、治疗脱发、降低血压等也有一定疗效。

7．橙浴

将橙子或橘子皮与萝卜叶装在布袋中，在洗澡水中浸泡一会，然后洗浴，不仅有温暖舒适感，还可使皮肤润泽。

8．香浴

用香树或香木(如檀香、沉香)的刨花熬汤，兑入洗澡水中洗浴，可治疗关节炎。用槿树叶煎汤洗浴，可治疗皮肤病和溢脂性脱发。

9．芥末浴

加 1 汤匙芥末于洗澡水中洗浴，有消除疼痛之效，可治疗关节痛、腰腿痛及外伤瘀肿疼痛。

10．荷叶浴

将荷叶煎水，兑入洗澡水中洗浴，可使肌肤细嫩。

“热水泡脚，胜吃补药”

洗过澡之后，不妨再用热水泡泡脚。

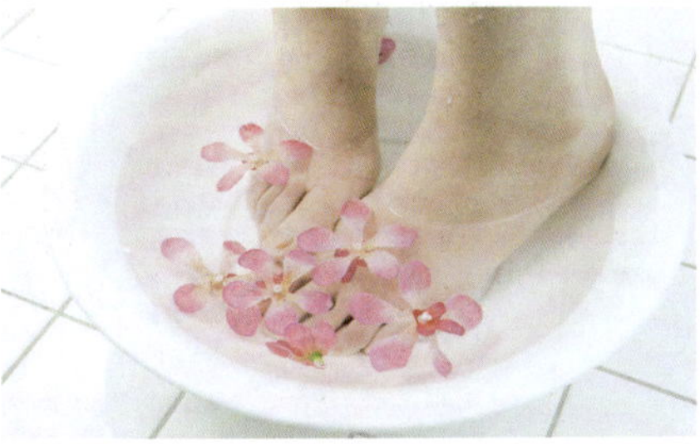

图 60　足浴

中国民间一直流传着晚上睡觉前用热水泡脚的习惯，民谚中也有“热水泡脚，胜吃补药”的说法。这种做法和说法都是非常有道理的。中医认为，双脚上有 33 个穴位，均与全身器官有相应的关系。从足底的瘙痒敏感程度可说明其穴位及神经系统敏感度均高于其他部位。每日晚睡前用热水洗脚，热水产生的刺激还可使所有的穴位都承受到热力，导致足部瘀塞消除，从而促进全身血液循环，使气血畅通、滋补元气、延缓衰老。现代医学研究也证明，用热水洗脚是一种良性刺激，能活跃末梢神经，调节自主神经和内分泌系统，可以起到调整气血、消除疲劳、增进食欲、改善睡眠、舒筋活血等功效，对失眠、神经衰弱、关节酸痛、消化不良、腰痛、胃痛等疾病都有一定的治疗和预防作用，还可清除足部皮肤新陈代谢和细菌分解的酸性产物，减轻肌肉疲劳、酸胀等感觉，防治冻疮。总之，热水泡脚对防病保健、促进身体健康十分有意义。如今，足部保健已成为养生保健新热点。人们正在倡导的脚按摩、脚踝操、光脚走、足浴等足疗热，其中足浴因其方法简单，便于坚持，更适合大多数人日常生活中保健养生用。

那么，怎样进行足浴呢？

真正的足浴对水温和水量都有讲究。开始时水不宜过多，以浸过足趾即可，水温宜在 40 ~ 50℃左右。浸泡几分钟后，再加水至踝关节以上，水温保持在 60 ~ 70℃。两脚互相搓动，以促进水的流动，浸泡 10 ~ 20 分钟，待到水温下降到将凉时，取出脚，用干毛巾把它擦干。然后用手逐一搓按各个脚趾和脚掌涌泉穴，涂些膏霜之类的护肤品，脚癣患者可涂抗真菌药膏。

说到这里，必须再强调的一点就是，千万不要用冷水洗脚。

夏天，不少人喜欢把脚直接放在水龙头下冲一冲，觉得凉爽、舒服又方便。更有人认为冷水洗脚还能促进脚部的血液循环功能，提高机体的御寒能力。其实，

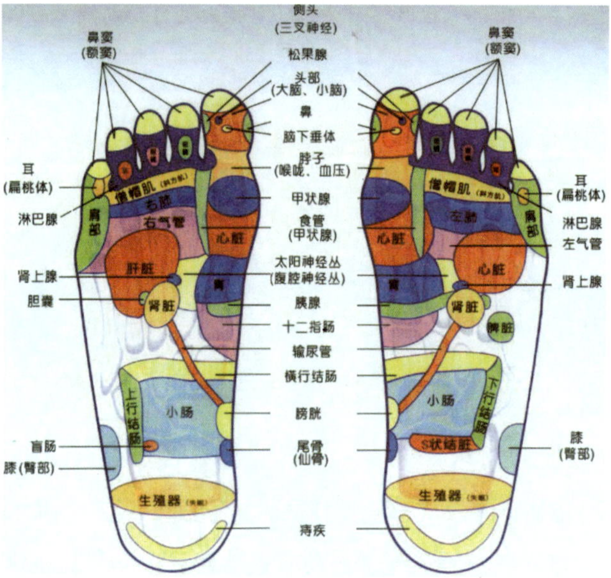

图 61　脚底的内脏反射区域示意图

现代医学发现，人的脚底不同区域对应着不同的内脏器官，刺激这些区域可以达到调节相应内脏器官的目的

这是一个误区。

中医学认为，人体上为阳、下为阴，脚是人体的最下方，因此是阴气集中的地方，所以一般脚比其他部位更加怕冷。俗话说“寒从脚底起”，就是这个道理。所以，不管是中医还是中国民间，历来都重视脚的保暖。

现代医学也认为，人的脚部是血管分支的末梢部位，容易发生末梢血循环障碍，加上脚底缺少皮脂腺，因而对寒冷也就非常敏感。有人做过实验，若将双脚放在 4℃的冷水中，可反射性引起鼻黏膜血管收缩，3 分钟后就会出现流清涕和打喷嚏等症状。

男士在炎炎夏日尤其是锻炼后出汗会比较多些，这时突然用凉水洗脚，会使已经扩张的毛孔骤然关闭阻塞。加上锻炼后肌肉疲劳、紧张度增加，受到冷刺激后，还会引发抽筋。如果经常这样做不但会使脚受凉遇寒，时间长了还会导致排汗机能障碍。此外，突然刺激还会使正常运转的血管剧烈收缩，可能导致血管舒张功能失调，诱发肢端动脉痉挛，从而引发一系列疾病，如红斑性肢痛、关节炎和风湿病等。不但男士如此，女性每次月经来临，就意味着全身或局部的抵抗力有所下降，也较容易感染疾病。此时如用冷水洗脚，冷的刺激亦会引发血管收缩、血量减少，使子宫和盆腔的血液循环紊乱，导致妇科疾患。所以，即使在炎热的夏天，也要注意别让脚受凉，脚部保暖对预防感冒、流感、鼻炎、哮喘、心绞痛等诸病皆有良好功效。对于年老体弱者及小孩更是如此。

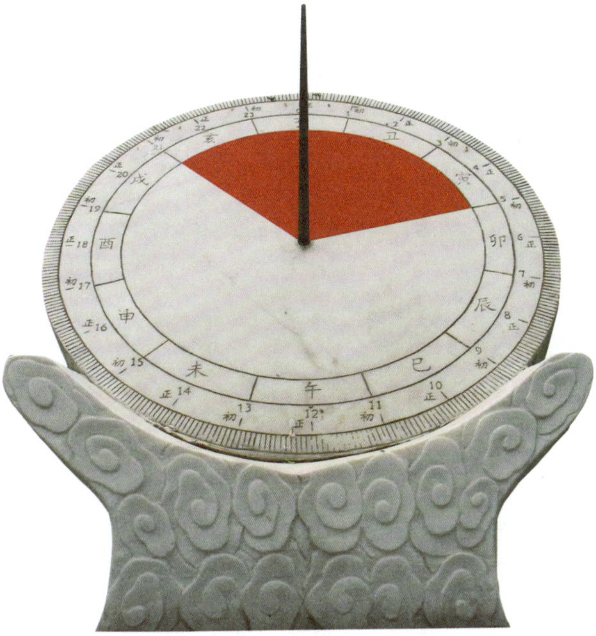

9 亥时至寅时：休养百脉

亥时是晚上 21：00 至 23：00。

此时，大自然完全进入黑夜，即使是白昼最长的夏天，此时也完全进入了黑夜。整个世界完全安静下来。同自然界的规律相适应，此时人体也应该完全安静下来，进入睡眠阶段。

从子午流注的角度看，此时三焦经值班，三焦气血运行最活跃。三焦是六腑中最大的脏腑，掌管人体诸气，是人体气血运行的要道。亥时三焦运行活跃，其所做的事就是将人体气血进行自动调节。经过一整天的活动，人体的各个脏腑都有不同程度的消耗，这时三焦就会根据身体各个部分的需要，将人体的气血精微重新运输调配到各个脏腑，使各个地方的能量得到及时补充修复。三焦要顺利完成这一任务，有个前提条件，就是人体的各个脏腑、器官都必须处于休息状态。因此，从养生的角度讲，亥时养生最重要的任务就是务必在此时进入睡眠。人在亥时睡眠，百脉可休养生息，对身体十分有益。

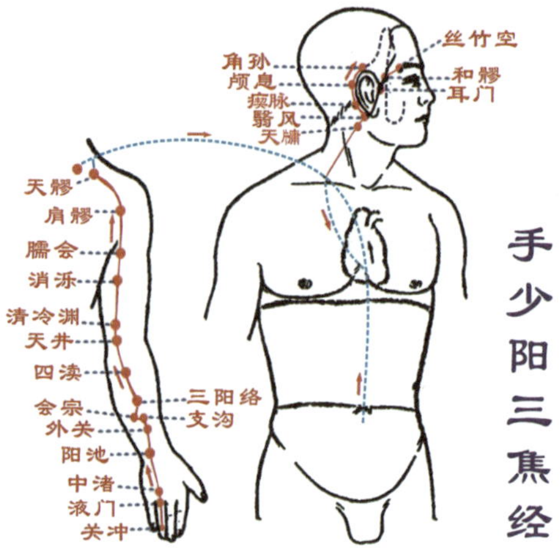

图 62　手少阳三焦经

入睡

头勿北卧

睡觉的时候头应朝向哪里？对于大多数人来说，这似乎是个无关紧要的问题——头朝哪里睡都可以睡着啊。但从中医养生的角度讲，却大有讲究。

早在唐代，大医家孙思邈就在《千金要方》一书中说："凡人卧，应讲究春夏向东，秋冬向西。"并强调："头勿北卧"。提出人睡觉时，春夏二季应头朝东，秋冬二季应头朝西，且无论如何头不应朝北。

那么，为何如此？道理何在？清代养生家曹庭栋在《老老恒言》一书中作了解释：“寝恒东首，谓顺生气而卧也，头勿北卧，谓避阴气。”指出，头朝东西是为了和自然界中的生命之气相应，头不朝北，是为了躲避阴寒之气。

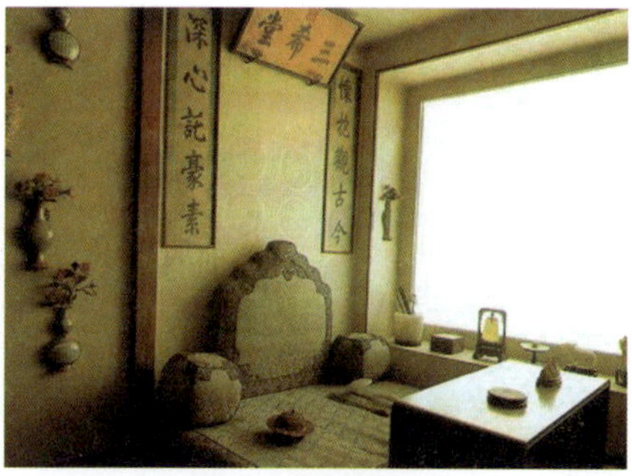

图 63　故宫养心殿

当您在参观北京故宫的时候，不知是否注意到了帝后床铺摆放的方位，即东西方向。皇帝的日常起居生活都是经过精心安排的，体现着古代的养生思想，这说明东西向的体位确实是古代中国养生的一个共识

这种解释是符合中医学原理的。中医学认为头为“诸阳之会”、“诸阳之巅”，是人体阳气的聚集之处。人在白天起居活动时，无论站或坐，头始终朝天，阳气聚集在头顶最高处，就像聚集天地阳气的太阳居于天空一样，是没有问题的，而且也不存在方向问题，但是到夜晚而睡卧时则有东西南北之分。中医学对于自然界四季和方位的观点认为：春夏两季属阳，主生发。自然中的阳气自东方生发。人与自然规律相应，应让阳气生发，所以春夏季节宜向东而卧。而秋冬两季属阴，主收敛。自然中的阳气自西方收敛、闭藏。人与自然相应，所以秋冬两季则宜向西而卧。至于头勿北卧，则是因为北方属水，无论春夏秋冬都是寒气所居的位置，而且夜间寒气最重，头不朝北，就是为了避免被寒气所伤。

中医学“头勿北卧”的主张也得到了现代科学的印证。现代科学认为，地球是个大磁场，其磁极为南北向，正所谓“南极”和“北极”。同时，人体本身也是一个带有磁性的小磁场。而地球这个大磁场，无时无刻不在对人体这个小磁场产生同性相斥、异性相吸的影响。从近年来国外和国内医学界对睡眠方位的调查来看，人体卧位朝向如果与南北磁极相顺，即头朝北或头朝南时，健康均会受到一定的影响。医学界在针对脑血栓病的调查中发现，睡眠方位为头北脚南方向而睡的老人，其发病率要高于其他方位。青少年对此无反应者居多，而中老年特别是老年人对此问题却表现得较为敏感，将近有 60% 的老人觉得南北向方位睡卧有失眠或睡眠后多梦、睡后倦累，少数还会感觉在睡眠中出现心慌气短等症状。但奇怪的是，当将床位调整为东西向或接近东西向时，上述症状便会有所好转。

看来，为养生起见，如果条件允许，最好还是注意一下睡觉时的方位。

睡眠十忌

古代医家有“睡眠十忌”的说法。

一忌仰卧

即最好不要以仰卧的姿势睡觉。睡觉时采用什么样的姿势最好呢？中国民间俗语言“立如松，坐如钟，卧如弓”，说到睡觉的时候应该像弓一样侧屈着身体。这一说法是符合中医学规律的。唐代大医家孙思邈在《千金要方·道林养性》说：“屈膝侧卧，益人气力，胜正偃卧。”意思是说，屈膝侧身睡可以帮助恢复气血，增长气力。《老老恒言》说“如食后必欲卧，宜右侧以舒脾气”，进一步指出采用右侧卧位有利于舒达脾气、畅通气血，有益健康。现代医学研究也发现，在这种姿势下，身体的脊柱向前弯曲，四肢自然地放置在舒适的位置上，全身肌肉能很好地放松，胸部受压最小，利于减轻心脏负担，使心血输出量最多。另外，这种姿势使肝脏位于最低位置，可获得较多供血，有利于新陈代谢。胃向十二指肠和小肠通向大肠的开口都向右侧，有利于食物在消化道内的运行和吸收。同仰卧、俯卧、左侧卧及其他姿势相比，右侧卧位是最好的。

当然，睡姿并不强求。事实上，人在睡着后，身体会自动改变姿势。中医学也有“睡侧而屈，觉正而伸”的说法，意思是说人睡稳后身体会自动伸直。因此，关键还是以舒适为原则。

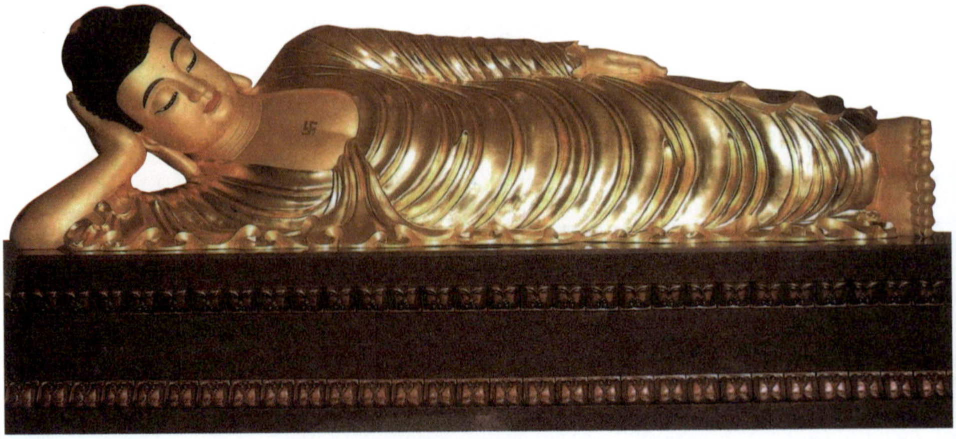

图 64　卧佛像

绝大多数的卧佛造像都是右侧卧位的。这种姿势正是睡觉的最佳姿势

二忌忧虑

即在睡觉时，不要心怀忧虑。心怀忧虑，神经就得不到放松。神经得不到放松，就很难正常入睡。这是很多人都懂得的生活常识。所以中医有“先睡心，后睡眼”的说法，意思是说，在眼睛闭上之前，要让心情和思虑彻底放松。只有心先安静下来，眼才能真正合上，才能真正睡着。所以，要养成睡前不想事的习惯，无论有什么事，即使天要塌下来，也“等明天再说”吧，让心静下来。

三忌睡前恼怒

《黄帝内经》说“怒则气上”，人在愤怒的时候，全身的气血往身体的上方冲，这和睡眠的要求刚好相反。睡眠时，人体中的气血是要向下沉、向内收的。因此，恼怒是不利于睡眠的。生完气很难入睡，这也是很多人的生活常识。所以睡前一定要保持愉快的心情。

四忌睡前进食

人之所以要睡眠，是为了使人体的各个脏腑器官得到休息，养精蓄锐。反过来，只有人体中的各个脏腑器官都安静下来，人才能真正入睡，睡得香甜。如睡前进食，吃下去的食物需要消化，胃就会被迫在人睡觉的时间工作，这样就会扰乱整个人体的安静状态，导致人无法入睡，或时睡时醒、睡不安稳。所以中医学中有“胃不和则卧不安”的说法。因此，要想睡得好，切记晚餐不宜过饱，睡前不要吃东西。

五忌睡卧言语

即不要睡觉前聊天说话。聊天说话不光是嘴在说话，脑也在工作。睡前说话太多，会使脑神经变得兴奋，不利于入眠。现在有很多人，特别是年轻人，喜欢晚上睡觉前躺在床上和朋友通电话，“煲电话粥”，这种习惯对睡眠是不利的，无益于养生。

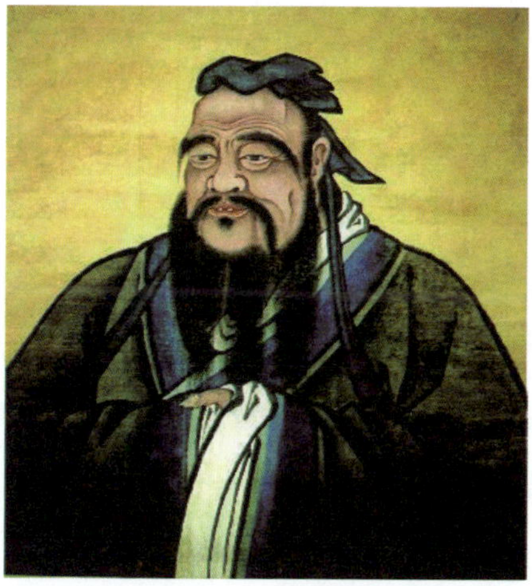

图 65　孔子像

据《论语》记载，孔子非常重视养生。其中说孔子“寝不语”，即躺在床上后就不说话。说明孔子也非常注意睡眠养身规则

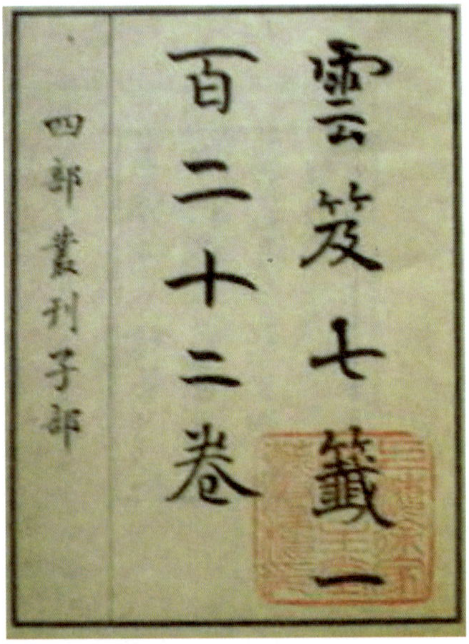

图 66 《云笈七签》书影

《云笈七签》是择要辑录《大宋天宫宝藏》内容的一部大型道教类书。北宋天禧三年（1019），当时任著作佐郎的张君房编成《大宋天宫宝藏》后，又择其精要万余条而撰成。道教讲究养生，该书中有许多讲述养生的内容

六忌睡卧对灯光

即睡觉时，应在一个幽暗的环境中，切不要太明亮，光线太强。《老老恒言·安寝》说：“就寝即灭灯，目不外眩，则神守其舍。”《云笈七签》曰：“夜寝燃灯，令人心神不安。”都强调寝卧时应以熄灯静睡为宜。道理很简单，太强的光线，易使人兴奋，影响入睡。现代医学研究也发现，人如果长期生活在灯光下，身体内控制新陈代谢的“生物钟”就会被扰乱，从而使人体产生一种“光压力”，使人体的生物、化学系统发生改变，使本来循环有序的体温升降、化学成分的变化，以及心跳、脉搏、血压等变得不协调，极大地影响身体健康，甚至导致疾病发生。

七忌睡时张口

张口时，咽喉部位的空间结构发生变化，呼吸通道变得狭窄，影响睡觉时的呼吸通畅，从而导致人体缺氧，对大脑及人体其他器官、组织的新陈代谢产生不利影响。

八忌夜卧覆首

即睡觉时不要用被子埋住头。人在睡觉时体温会下降，所以人在睡觉时，要盖好被子，对身体进行保护。中医认为头部为“诸阳之会”，人体的所有阳经都经过头部，头部是人体阳气最旺盛的地方，头部与其他部位相比最不怕冷，所以大可不必对头部进行格外保护。相反，如果对头部遮盖的太多，头部热量散发不出去，会影响到头部清阳之窍的清静，引起闷热难受、呼吸不畅等反应，导致睡眠不稳或作噩梦。

九忌卧处当风

即不要让睡觉的地方容易让风吹到。中医认为人在睡觉时，人体表面的阳气大部分潜藏到人体内部，这时候体表阳气虚弱，最容易受到外邪的侵犯。而风“为

阳邪”，是“百病之长”，最容易自外侵犯人体，所以睡觉时应注意防风。尽管房间要保持通风，但要让床铺尽量躲开门旁或窗口，避免风直接吹到人身上。现代人夏天喜欢在卧室开空调睡觉，也要避免让空调直接对着人体吹。

十忌睡卧对炉火

即睡觉时不要离炉火太近。古代人家里常生炉火取暖，睡觉若离炉火太近，睡梦中不小心会碰到炉火，烧伤自己。现代人，特别是城市人，一般不会生炉火了，但这条禁忌所强调的要注重睡觉时安全的观点仍然是有现实意义的。如，睡觉时不要离暖器太近，不要在床头放暖水瓶、开水壶，不要放任何容易翻倒的家具器物等等。

当然，为了保证健康良好的睡眠，禁忌决不止以上 10 条，还有很多，如睡前不宜饮浓茶或咖啡，睡前不宜抽烟或饮酒，睡前不宜剧烈运动，睡前和睡中不宜放节奏激烈的音乐，睡前不宜洗冷水澡等等。其实，这些禁忌的目的都是为良好的睡眠创造有利的环境、心情和条件，只要我们在日常生活中把握住这一宗旨，尽量不去做不利于睡眠的事就可以了。

药枕

什么样的枕头符合健康标准呢？枕头的高度应在 10 ~ 15 厘米左右，或以本人的拳头竖立为高度。填料不能是大块的棉花或者海绵，最好用较细的颗粒状物填充。因为颗粒状的填料可以很好地塑形，后脑勺可以压出一个凹来，相应的凸起部分正好可以把前凸的颈部托起。填料的另一个要求是有一定的吸水性能，这样可以吸收汗水，因此应该经常晾晒枕头一下。

这里向您推荐几种可以用做枕头的填料。

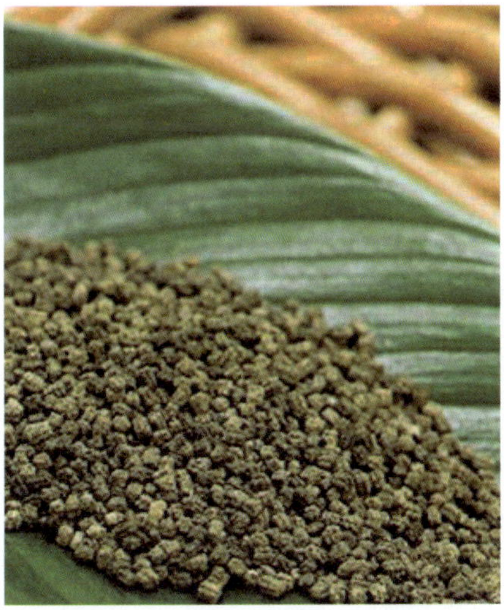

图 67　蚕沙

蚕沙也是一味很好的中药。据《本草纲目》载，蚕沙可“治消渴，癥结，及妇人血崩，头风，风赤眼，去风除湿”

荞麦皮：这是最常见的填料，市场上有售。塑形和吸水性能都不错，也比较轻。

瘪谷子：比荞麦皮的塑形和吸水性能更好，可能稍微重一些。

稻糠皮：有一些塑形的性能，但其锋芒容易刺破布料，这是其不受欢迎的一个原因，不过还是比棉花或弹簧要好一些。

羽绒：这是比较高档的枕头填料，也符合健康要求。缺点是软了点儿，质量好的羽绒还是可以推荐的。

蒲绒：香蒲所结蒲锤晒干后加工而成，性能类似羽绒，缺点是有时易板结成小块，经常晾晒可以避免。

蚕沙：桑蚕的粪便晾晒而成，并无异味。塑形性能和吸水性能非常好，是极其难得的枕头填料。

其他枕头填料如残茶、菊花、桑叶或其他中药枕，只要符合塑形要求都可以选用，倒不必十分在意其药物治疗作用。

“操”、“纵”二法助睡眠

马王堆出土的医书《十问》中说“一日不卧，百日不复。”意思是说，人如果一天没有睡觉，给身体造成的损害一百天也恢复不过来。这句话一方面生动地说明了睡眠对生命健康的重要意义，另一方面也提示我们，失眠对健康的不利影响是非常大的。

失眠在临床分 3 种类型。第 1 种是起始失眠，也叫入睡困难。躺在床上，脑袋不由自主地胡思乱想，很难入睡。第 2 种是间断失眠，又称熟睡困难。能睡着，但一个晚上时睡时醒，睡不踏实。第 3 种是终点失眠，又称早醒型失眠。特点是能睡着，但醒得早，醒来就无法再入睡。人们最常碰到，也是让人最感痛苦的失眠是第一种。

引起失眠的原因和因素很多，不同类型的失眠有不同的原因。疾病、不良睡眠习惯、昼夜轮班工作、焦虑以及个人和家庭生活上的重大变化都可以导致睡眠不好。不同人又有各自不同的具体原因。解决失眠问题要具体问题具体分析，有些还要找医生进行专业性的治疗。一般情况下的失眠，也可以通过自我调节的方式来治愈。清代养生家曹慈山在《老老恒言》中就提出了两种简单易行的助眠方法。一曰“操法”，一曰“纵法”。

“操”及操纵、控制。所谓操法，就是要有意识地控制睡眠。具体做法有很多，比如：可以“贯想头顶”，即意念集中在头顶，想像头顶有一孔窍，其气与天地宇宙贯通；可以“默鼻息”，即做深呼吸，意念集中在呼吸上，心里默默数呼吸的次数；还可以“返观丹田”，就是闭上眼，感觉自己的眼睛正在往体内观看“丹田”位置（肚脐正下方3寸的地方），长时间不动，也就是“意守丹田”。通过这些办法，可以使注意力集中在某一点上，久而久之，散乱躁动的思维就会平静下来，产生睡意。

“纵”及放纵。纵法刚好和操法相反，操法是想办法控制意念，而纵法是完全不控制意念，甚至有意识地放纵意念，不管脑中有什么念头，都不要管它，而是暗示自己“任由它去吧”，你会发现“任其心游思于杳渺无垠之区，亦可渐入朦胧之境”。在日常生活中很多人有这样的经验，当你觉得很难入睡时，就会命令自己快点入睡，而你越想入睡却越难入睡。这种心理的实质，就是“想入睡”的念头引起了心理焦虑情绪，反而加重了入睡困难。对这样的情况，就应该用“纵法”，不去逼迫自己入睡，而是想“睡不睡着都没关系”，使自己的心情放松，反而更容易入睡了。

“操”、“纵”的方法，其实就是现代医学说的自我催眠或自我诱导入寐法，在现代的精神治疗临床中被广泛使用。

“好睡”七道汤

如果发现自己平时经常睡眠不好，就有可能是体质或生理原因造成的，这种情况，除找医生协助解决外，还可以通过饮食来调节。中医讲究“药食同源”，很多食物都有药用价值，很多药物也都可当食物使用。食疗对促进睡眠可以发挥很好的作用，以下推介7道汤饮，不妨试试，可自然又健康的吃出睡意。

1. 酸枣仁汤

酸枣仁3钱捣碎，水煎，每晚睡前1小时服用。酸枣仁能抑制中枢神经系统，有较恒定的镇静作用。对于血虚所引起的心烦不眠或心悸不安有良效。

2. 静心汤

龙眼肉、川丹参各3钱，以两碗水煎成半碗，睡前30分钟服用。可达镇静的效果，尤其对心血虚衰的失眠者功效较佳。

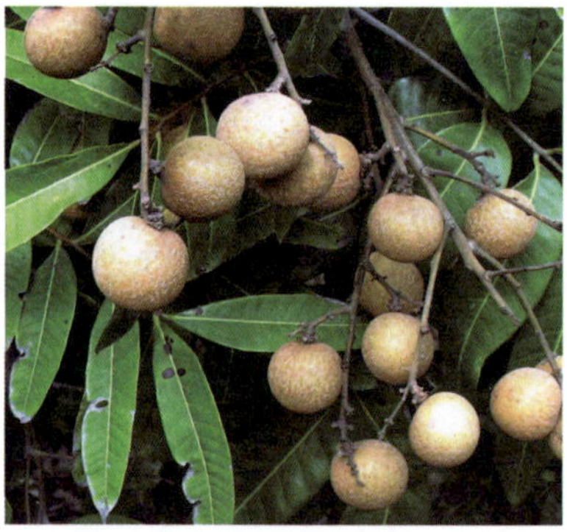

图68　龙眼

龙眼肉为无患子科植物龙眼的假种皮，又名桂圆。主产于广东、福建、台湾、广西、云南、贵州、四川等地。7月至10月果熟时采摘，烘干或晒干，取肉去核晒至干爽不黏。龙眼肉是《中华人民共和国药典》的法定药物，理想的补品。中医认为，龙眼味甘，性温。入心、脾经。具有补益心脾、养血宁神、健脾止泻、利尿消肿等功效。适用于病后体虚、血虚萎黄、气血不足、神经衰弱、心悸怔忡、健忘失眠等病症。对失眠具有很好的作用

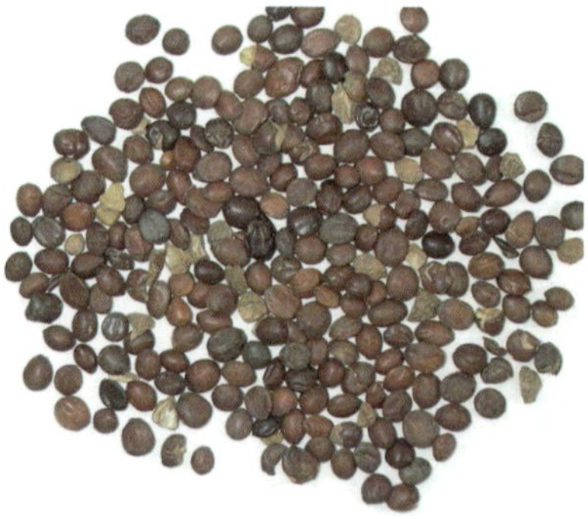

图69　酸枣仁

酸枣仁为鼠李科植物酸枣的种子。中医学认为，其味酸甘平，性温。作用养肝、宁心、安神、敛汗，可用于治疗虚烦不眠、惊悸怔忡、烦渴、虚汗等症。是一味很好的安神助眠中药，亦可作食物用

3. 安神汤

将生百合5钱蒸熟，加入1个蛋黄，以200毫升水搅匀，加入少许冰糖，煮沸后再以50毫升的水搅匀，于睡前1小时饮用。百合有清心、安神、镇静的作用，经常饮用，可收立竿见影之效。

4. 三味安眠汤

酸枣仁3钱，麦冬、远志各1钱，以水500毫升煎成50毫升，于睡前服用。以上3种药材均有宁心安神镇静的作用，混合有催眠的效果。

5. 桂圆莲子汤

取桂圆、莲子各2两煮成汤，具有养心、宁神、健脾、补肾的功效，最适合于中老年人、长期失眠者服用。

6. 养心粥

取党参35克，去核红枣10枚，麦冬、茯神各10克，以2000毫升的水煎成500毫升，去渣后，与洗净的米和水共煮，米熟后加入红糖服用。可达养气血安神的功效，对于心悸（心跳加快）、健忘、失眠、多梦者有明显改善作用。

7. 百合绿豆乳

取百合、绿豆各25克，冰糖少量，煮熟烂后，服用时加些牛奶，对于夏天睡不着的人，有清心除烦镇静之效，牛奶含色氨酸，能于脑部转成血清素促进睡眠。

安眠

子丑寅3个时辰，正常情况下，是人熟睡的时候。睡着了就不可能进行什么有意识的养生活动了。事实上，这几个时辰也不应该再进行什么其他养生活动，因为当人睡觉后，身体内部会自动进行本能的自我调节活动。把人体比作一台机器，如果说白天是这台机器在高速运转，那么夜里，就是这台机器停止了运作而进行保养修理。白天消耗掉的气血能量，这时予以再次补充足；白天疲劳的筋骨，此时得到休息恢复；白天产生的废物和毒素，此时予以排除和化解；白天磨损的地方，此时予以修复。不同的是，这个复杂的保养护理任务，不是靠人有意识地完成的，而是身体内部生命活动靠天生的本能无意识地自动进行的，这就是生命的奇妙之处。所以从另一个角度说，这几个时辰只要老老实实地睡觉，就是最好的养生。

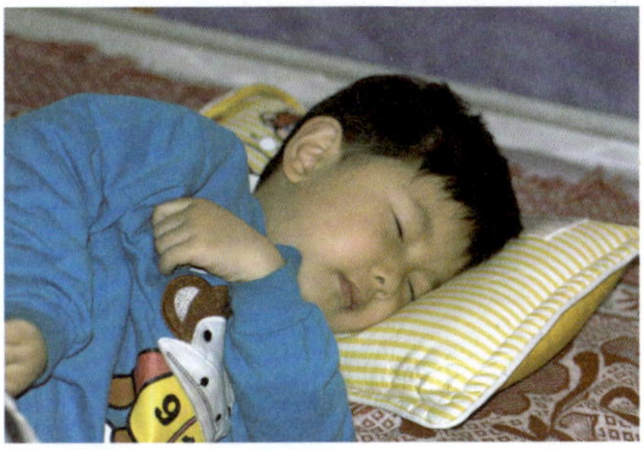

图70　安稳的睡眠对健康很重要

至关重要的3个时辰

尽管除了睡觉我们不需要再做些什么，但还是有必要对这几个时辰中，身体内部的一些运行情况作个大概了解。

子时

子时是晚上23:00至次日凌晨1:00。大自然中，此时阴气最盛而阳气最弱。人体与大自然相应，此时也应是阴最盛而阳最弱的时刻，人应该睡得最沉。从子午流注的角度看，此时胆经当值，胆的气血运行最活跃。中医认为，肝胆互为表里，二者的功能相辅相成。“肝主生发”，即肝可使全身潜伏的阳气从人体内部开发出来，使各个脏腑恢复生机和动力。胆的作用就是协助肝升发阳气。所以《黄帝内经》说“凡十一脏皆属于胆”，意思是说其余各脏腑的阳气全依赖胆来升发。现代医学也发现，此刻正是胆汁运作和骨髓造血的时间。此时睡眠，有利于胆汁的正常分泌和造血活动的正常进行。如此时仍不睡觉，就会导致胆火郁结，引发口苦、头痛、易怒等多种症状，对健康造成极其不利的影响。青是胆的颜色，胆火郁结会使人的面色和脉色显现更多的青色，中医有“胆有多清，脉有多青”的说法。很多人熬夜后会出现面色发青，甚至出现“黑眼窝”，就是胆火郁结的表现。

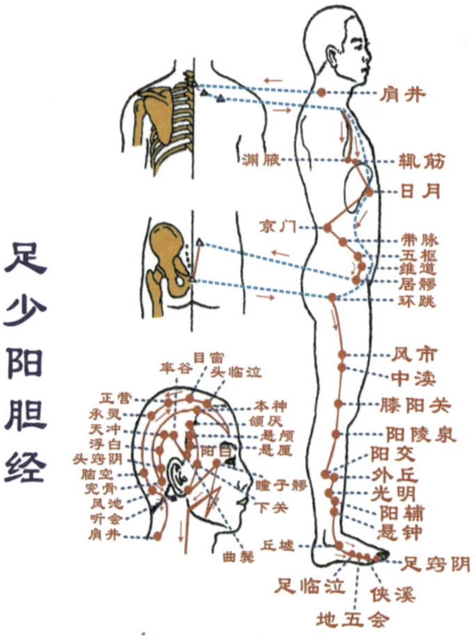

图 71　足少阳胆经

丑时

丑时是凌晨 1：00 至 3：00。自然界中，此时虽然仍是黑夜，但阳气也在悄悄的恢复之中。从子午流注看，此时肝经当值，肝的气血运行较活跃。中医认为“肝藏血”，“人卧则血归于肝”，此时人体大部分的血液潜藏在肝中。现代医学也发现，此时是肝脏自我修复的时间，人体中大量的毒素要在此时通过肝的功能来解毒和排毒。如果在这一时辰还不睡觉，肝就不能进行正常的解毒工作，会导致人体内毒素聚集，免疫功能下降，对健康造成极大危害。

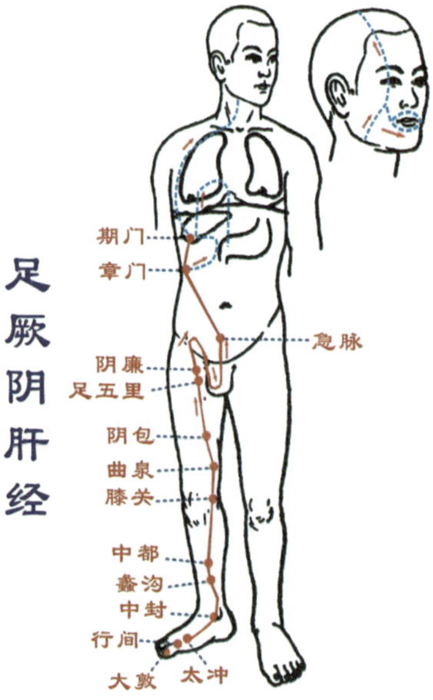

图 72　足厥阴肝经

寅时

寅时是凌晨 3：00 至 5：00，此时大自然中仍然阴气旺盛，是黑夜，但阳气逐步恢复，天空开始出现一丝微弱的亮光。人体活动与自然相应，虽然仍然在睡眠中，但经过一夜的休整，各个脏腑的阳气逐渐得到恢复。从子午流注看，此时肺经当值，肺的气血运行最为活跃。中医认为，“肺主气”、“朝百脉”。肝在丑时把血液推陈出新之后，将新鲜血液提供给肺，通过肺转化成可以直接发挥作用的能量“气”，并经过经络（“百脉”）系统送往全身。因为寅时阳气开始复苏，所以一般人如果一夜未睡，到此时反而很难入睡了。此时未睡导致最直接的后果，就是全身各脏腑的气得不到很好的恢复，整个生理机能全受影响，功能下降，身心疲惫不堪，对健康的损害极其严重。

综上所述，可以发现，睡眠对健康是多么重要。现代医学研究也发现，睡眠障碍是危害人体健康最直接的无形杀手之一！因此，从子时到寅时，这 3 个时辰、6 个小时，人体虽说处于睡眠放松状态，其实对人体的养生保健却有着非常重要的积极意义，切不可掉以轻心。

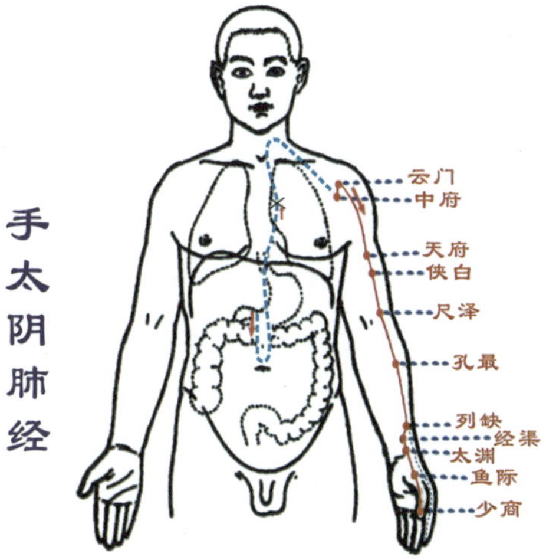

图　73 手太阴肺经

后记

时光荏苒。《通俗中医药》科普丛书第一辑首发式的热闹情景彷佛还在眼前，不料想，一晃已然过去五年。如今，第二辑又要付梓了。

《通俗中医药》科普丛书第一辑在2006年诞生后，收到了来自社会各界的不少好评，也得到了不少荣誉。2006年，时任广东省委书记的张德江同志亲自题字赞该书“是广东省建设中医药强省首批重要成果之一”。2007年，获广州市优秀科普作品一等奖。2008年，在卫生部和国家中医药管理局主办的“中医中药中国行”活动中，被广东省中医药管理局作为礼品赠送给国内外来宾。2010年，又被国家中医药管理局表彰为“最佳科普作品”。

盛名之下，我们编撰者在颇感欣慰的同时，更觉战战兢兢。我们一边更加坚定了把《通俗中医药》丛书编下去的信心，一边也为第二辑能否继续第一辑的成功而深感忧虑。我们原本以为有第一辑的经验，在编写第二辑时肯定会顺利很多，但出乎意料的是，原计划两年完成的任务，我们竟又用了五年才完成。说来汗颜，但个中的缘由却又是任何一个写作者都能理解的：科普写作的确非易事，各书风格需要协调，为精益求精而反复修改……而我认为还有一个重要的原因就是，第一辑的成功给了我们很多压力，让各位作者有些不敢放开手脚。

但不管怎么说，最终，第二辑的五本书还是诞生了。

客观点说，第二辑比第一辑有难度。第一辑的话题，我们选择的是中医学最基本的，也是广大读者最关心的几个领域——中医发展历史、中医学基础理论、中药学基础理论、中医药文化、中医药趣闻；第二辑的话题，只能向不那么基础，因此也许是一般读者并不特别关注的一些领域去选择。我们又不想选择太实用的内容，因为讲述这些内容（如教人如何养生保健、如何防治某种疾病、如何食疗煲汤等等）的读物现在已经太多，我们还是想讲一些更基础、更理论、更文化味一点的东西——这也是我们最初策划《通俗中医药》丛书时的定位。

基于以上考虑，几经斟酌，我们最后奉献给大家的是以下五本：